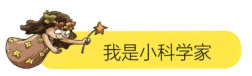

我是小科学家

# 人体奇妙之旅

魏辅文 主编　　智慧鸟 编绘

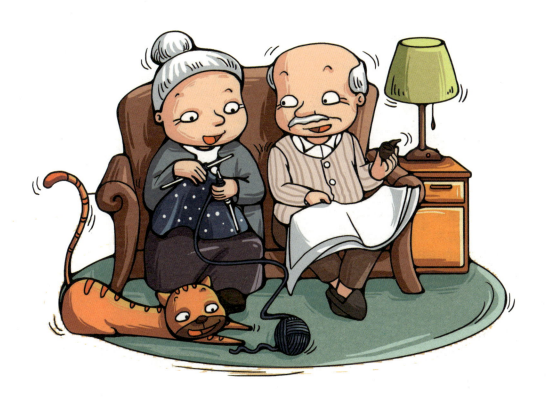

南京大学出版社

图书在版编目（CIP）数据

人体奇妙之旅 / 魏辅文主编；智慧鸟编绘.
南京：南京大学出版社，2025.3. -- （我是小科学家）.
ISBN 978-7-305-28626-1

Ⅰ．R32-49

中国国家版本馆CIP数据核字第2024H8S944号

出版发行　南京大学出版社
社　　址　南京市汉口路22号
邮　　编　210093
项 目 人　石　磊
策　　划　刘雪莹

丛 书 名　我是小科学家
　　　　　RENTI QIMIAO ZHI LÜ
书　　名　人体奇妙之旅
主　　编　魏辅文
编　　绘　智慧鸟
责任编辑　甄海龙
印　　刷　南京凯德印刷有限公司
开　　本　787 mm×1092 mm 1/16开　印　张 9 字　数 100千
版　　次　2025年3月第1版
印　　次　2025年3月第1次印刷
ISBN 978-7-305-28626-1
定　　价　38.00元

网址 http://www.njupco.com
官方微博 http://weibo.com/njupco
官方微信 njupress
销售咨询热线（025）83594756

# 目录

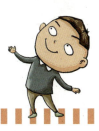

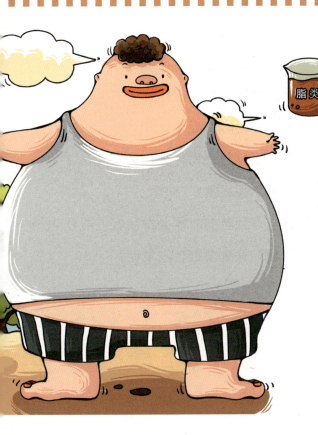

人体是由什么构成的? / 1

为什么孩子长得像父母? / 4

为什么婴儿生下来就会哭呢? / 8

为什么有些双胞胎长得很像? / 10

人为什么要睡觉呢? / 13

为什么人长得都不一样高呢? / 16

为什么身高会变矮? / 19

为什么有的人会肥胖? / 22

人为什么会有男女之分呢? / 25

为什么男生比女生的声音低沉? / 28

为什么声音会变化? / 31

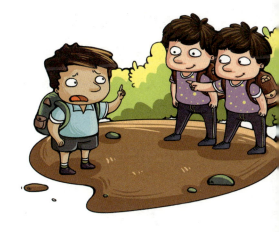

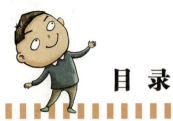

# 目录

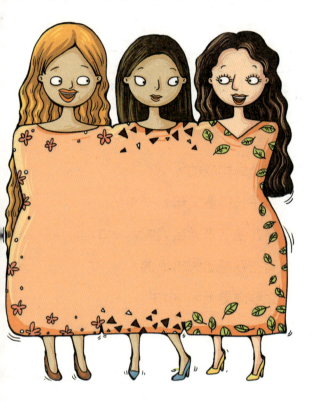

怎么一看到好吃的就会流口水呢？／35
人体内有钟吗？／38
为什么汗是咸的呢？／41
人蹲久了站起来为什么会头晕呢？／44
人有多少根头发？／47
为什么人到老的时候头发会变白呢？／49
年纪轻轻怎么也会有白发呢？／51

脑袋大的人一定聪明吗？／54
人的肤色怎么不同呢？／58
鸡皮疙瘩是怎么回事？／61
为什么人老了会长皱纹？／64
为什么人的耳朵能听到声音？／67
眼睛是怎么看到东西的？／70

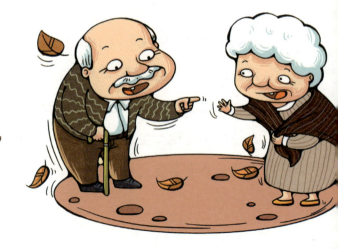

# 目录

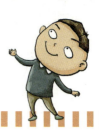

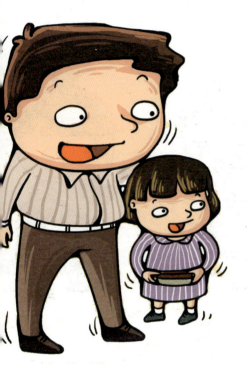

为什么有的人不能分辨颜色呢？ / 73

人为什么会长眉毛？ / 76

鼻孔中的鼻毛有什么作用？ / 79

人的一生怎么会长两副牙齿呢？ / 82

为什么有的人会长虎牙呢？ / 85

为什么手比脚要灵活呢？ / 87

走路时为什么手臂会前后摆动呢？ / 90

为什么指甲剪短了还会长长？ / 93

肚子饿的时候怎么还会发出"咕咕"的叫声？ / 96

为什么我们身上会有肚脐呢？ / 99

人体内有多少血液？ / 102

人的血为什么是红色的呢？ / 105

人的血型会变吗？ / 108

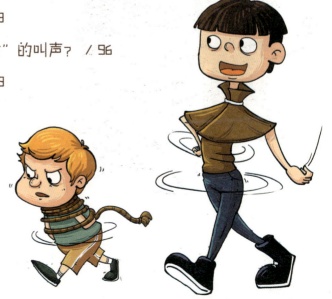

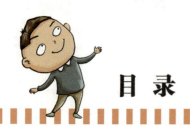

# 目 录

手上出血后为什么会凝成一个小球球呢？／111
剧烈运动后肌肉为什么会酸痛？／113
为什么说脑越用越灵呢？／115
小脑和大脑是大小不同吗？／118
我们为什么能品尝出味道？／121
为什么我们会有骨骼？／124

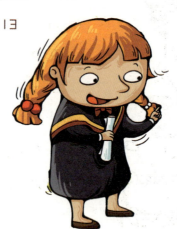
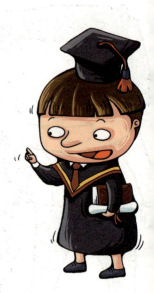

胆子大的人胆一定大吗？／127
为什么说肝脏是人体内的"化工厂"呢？／130
我们为什么能时刻不停地呼吸？／133
坐姿不正确真的会导致脊柱弯曲吗？／136

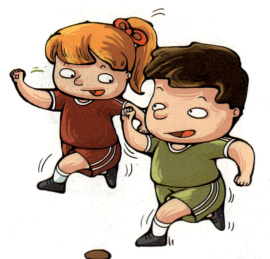

# 人体是由什么构成的？

浩瀚的大海是由水滴组成的，我们读的书是由一个个字组成的，玩的拼图也是由一块块拼图块组成的，那我们的身体又是由什么构成的呢？

我们身体结构和功能的最小单位是细胞，你要是问怎么看不到细胞啊？这是因为细胞非常小，要通过显微镜才能看到，用我们的肉眼是无法看到的。

你知道我们的身上大约有多少细胞吗？说出来一定吓你一跳，大约有30万亿个细胞呢！全世界总人口大约有80亿，也就是说我们一个人身上的细胞总数比全世界的总人口数还要多几千倍！

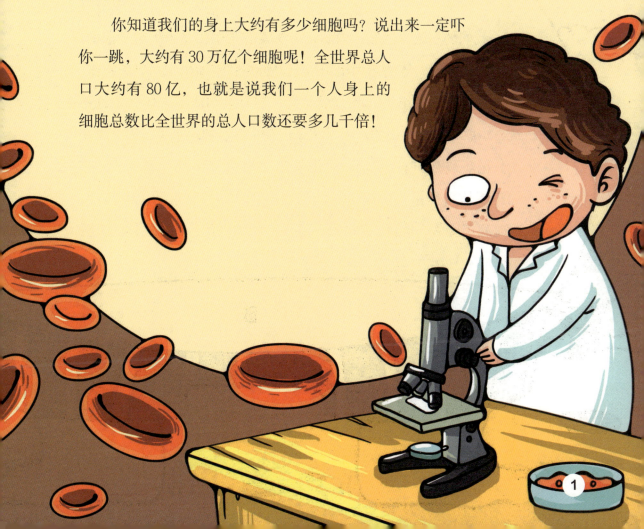

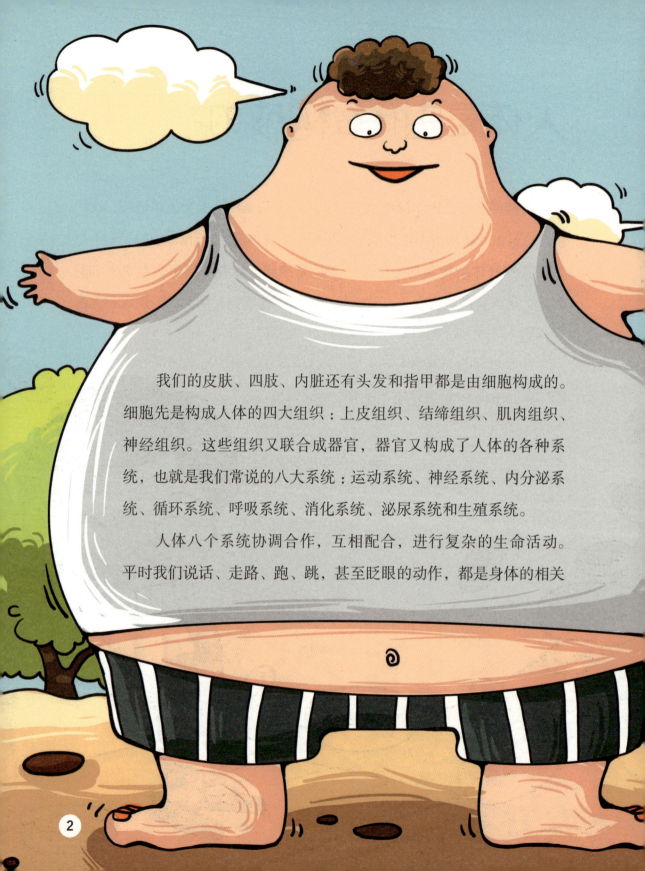

我们的皮肤、四肢、内脏还有头发和指甲都是由细胞构成的。细胞先是构成人体的四大组织：上皮组织、结缔组织、肌肉组织、神经组织。这些组织又联合成器官，器官又构成了人体的各种系统，也就是我们常说的八大系统：运动系统、神经系统、内分泌系统、循环系统、呼吸系统、消化系统、泌尿系统和生殖系统。

人体八个系统协调合作，互相配合，进行复杂的生命活动。平时我们说话、走路、跑、跳，甚至眨眼的动作，都是身体的相关

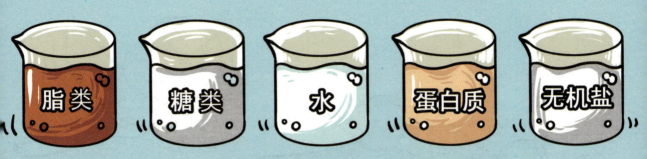

肌肉在神经系统的调节下完成的。换句话说，我们的身体就像一部机器，机器只有各部件相互配合，才能进行工作，如果哪个零件失灵或者不配合其他部件的活动，我们身体这部机器就会出现问题。

那细胞又是由什么构成的呢？构成细胞的是各种化学物质，这些化学物质包括脂类、糖类、水、蛋白质、无机盐等，其中水在我们的身体中占了很大的比例，所以我们有时会说人是水做的。这些化学物质除了构成细胞外，还提供给细胞活动所必需的能量。缺乏其中任何一种物质，我们的身体都无法运转。

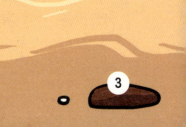

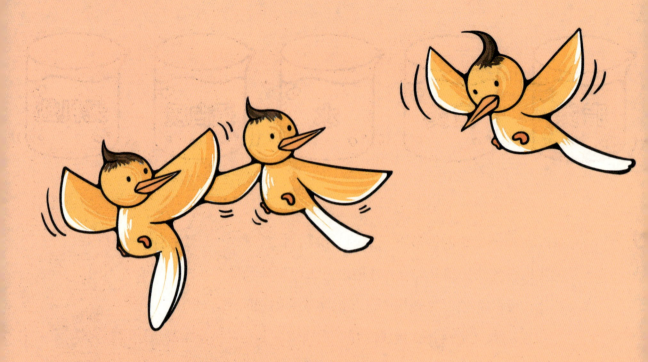

# 为什么孩子长得像父母?

　　同种动物都像从一个模子里刻出来的,如果让你从一群同种动物中辨认出一个来,这可不是容易的事情。但人就不一样了,我们很容易辨识出每个人的不同之处,因为每个人都有不同的长相和体型。另外有趣的是,如果把你的爸爸妈妈混在几十个人中,让一个从未见过你爸爸妈妈的人,按照你的模样来找出你的爸爸妈妈,他很可能能找出来哪个是你的爸爸或者妈妈,这是因为你和你的爸爸或妈妈可能长得很像。

　　这也太神奇了吧,爸爸妈妈长得一点都不像! 为什么爸爸和爷爷或奶奶长得像,妈妈和姥姥或姥爷长得像,我和爸爸或妈妈长得像呢?

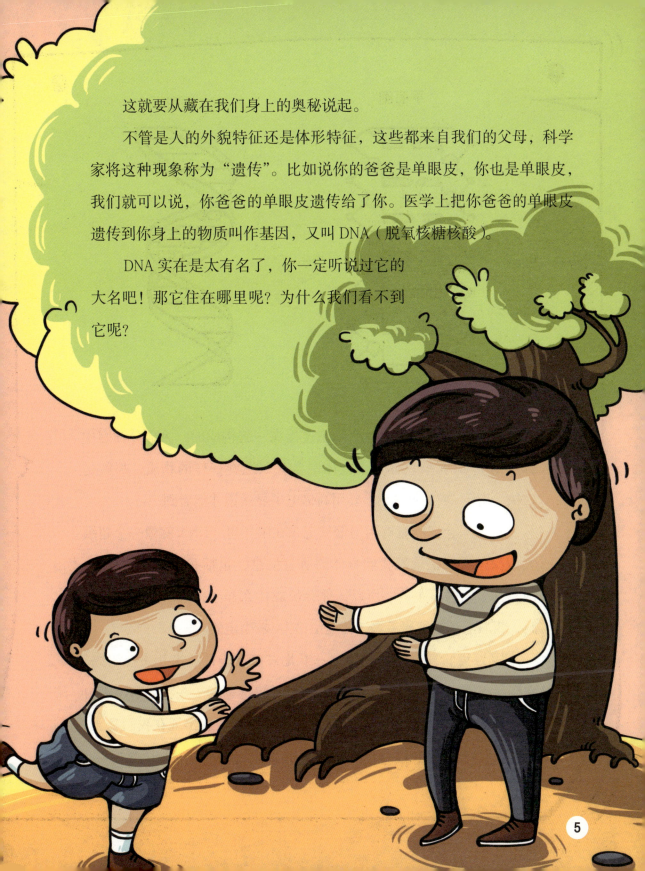

这就要从藏在我们身上的奥秘说起。

不管是人的外貌特征还是体形特征，这些都来自我们的父母，科学家将这种现象称为"遗传"。比如说你的爸爸是单眼皮，你也是单眼皮，我们就可以说，你爸爸的单眼皮遗传给了你。医学上把你爸爸的单眼皮遗传到你身上的物质叫作基因，又叫DNA（脱氧核糖核酸）。

DNA实在是太有名了，你一定听说过它的大名吧！那它住在哪里呢？为什么我们看不到它呢？

平面图　　　　　立体图

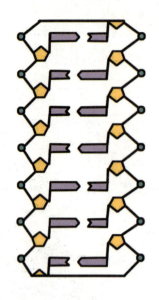
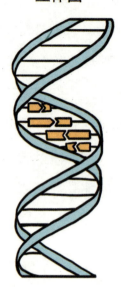

　　我们的身体是由无数个细胞连接在一起构成的,大部分细胞中都生活着23对染色体,染色体中含有双螺旋一样的物质,那就是DNA。由于DNA非常小,要用高倍电子显微镜才能看到。

　　大侦探会把所有有用的信息记录在脑子里,DNA就像一个超级大侦探一样,记录着我们身体的所有信息,包括我们要长两只脚、两只耳朵、两只眼等。所以,你会长成什么样子,大眼睛还是小眼睛,粗眉毛还是细眉毛等,都是由DNA来决定的。

　　因为我们身上的染色体,一半儿来自爸爸,一半儿来自妈妈,它们所携带的DNA会重新组合,也就是将爸爸的一些特征和妈妈的一些特征组合在一起,爸爸或妈妈的这些特征也就出现在我们身上,所以我们就和爸爸或妈妈长得像了!比如眼睛像爸爸,脸形像妈妈。

有的时候，周围的人会说，这个孩子的性格像他爸爸或妈妈，这也是遗传。也就是说，不仅外貌会遗传，有时候爸爸妈妈的性格也会遗传给我们。只要你细心观察还可能发现，自己和爸爸妈妈还会喜欢同一个事物。

　　除了遗传外，还有父母对我们的影响，也会让我们和父母越来越像。大人的说话语气、一些行为以及办事方法，会让我们好奇，我们就会模仿父母。久而久之，这些模仿变成了我们的习惯，我们也就变得和父母越来越像了。

　　看到这里，你一定觉得有趣极了吧？那快去找一找，自己哪里和爸爸妈妈长得像。

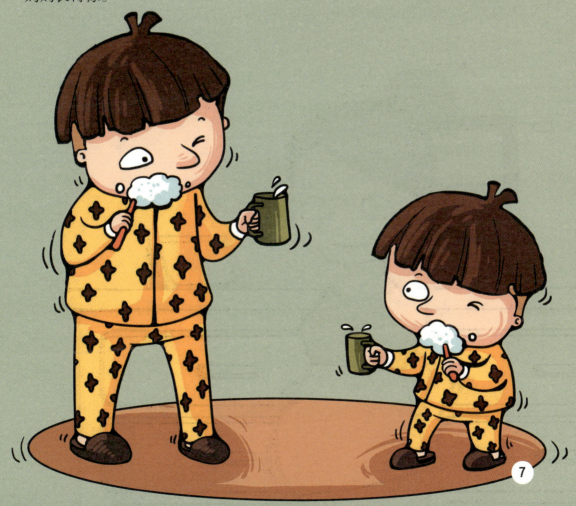

# 为什么婴儿生下来就会哭呢?

电视上有很多这样的情节,怀孕的妈妈在医院里生孩子,爸爸和其他的亲人在外面守护,当听到婴儿啼哭的时候,他们就知道宝宝出生了。如果你问自己的爸爸妈妈,他们也会告诉你,你一出生也是号啕大哭,哭得震天动地。那为什么宝宝在出生的时候要哭呢?

宝宝还在妈妈的肚子里时,是生活在妈妈的子宫中的,这时的宝宝是不呼吸的。宝宝和妈妈靠着一根脐带连接,脐带所在的位置就是宝宝的肚脐眼处,妈妈会将氧气和营养成分通过脐带输送给宝宝。

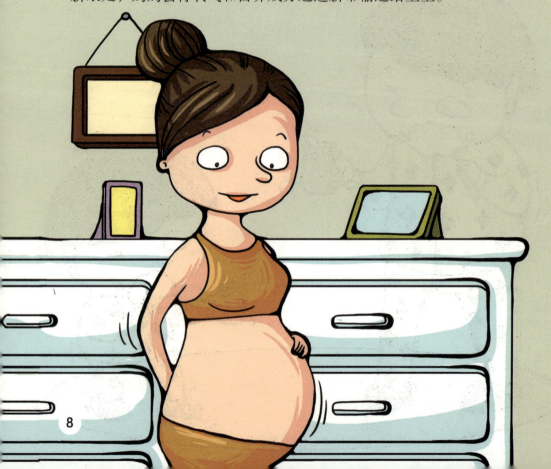

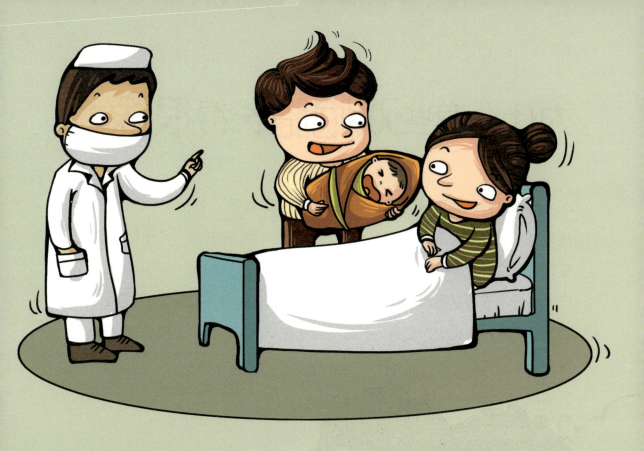

　　宝宝出生以后，脐带就被剪断了，宝宝必须依靠自己来呼吸了，吸入氧气和排出二氧化碳。但宝宝的肺里没有空气，还是一团结实的组织。宝宝出生之后，原本曲缩的胸廓忽然伸张开，胸腔也跟着扩大，肺叶也随之张开，这个时候宝宝就吸入了自己的第一口空气。空气从气管进入肺泡，吸气肌肉群马上松弛，呼气肌肉群立即收缩，胸廓收缩到原来大小，迫使肺内的空气排出。宝宝呼出的气体经过喉咙时，冲击着声带，声带剧烈震动，就发出了类似的哭声。

　　宝宝刚出生的时候，血液中的二氧化碳含量较多，刺激了呼吸中枢，所以都是大口大口地呼吸。因此，每个宝宝出生以后都会这么"哭"上一阵，等到呼吸活动建立了正常节律，也就不再这么"哭"了。

# 为什么有些双胞胎长得很像?

你看到过双胞胎吗?有些双胞胎长得可真像啊,大家分不出他们来,还时常叫错名字。有时我们认为自己能把他们区分出来,可他们换了衣服,换个发型,又让人认不出来了。

为什么有些双胞胎会长得很像呢?为什么我和哥哥姐姐(或弟弟妹妹)都是爸爸妈妈的孩子,可我们长得一点儿都不像,但别人一眼就能把我们认出来?

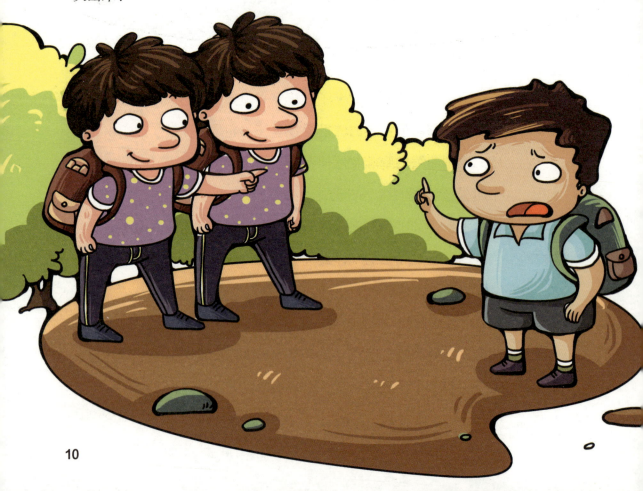

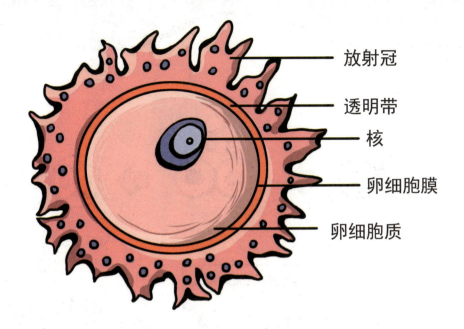

双胞胎是指两个同时从妈妈肚子中出生的孩子，你如果有哥哥姐姐或者弟弟妹妹，是和他们在不同的时间出生的，就不是双胞胎哦。

宝宝来自受精卵，受精卵是妈妈的卵子和爸爸的精子结合形成的，于是妈妈就有了小宝宝。通常，妈妈一次只产生一个卵子，所以大部分妈妈只会怀上一个孩子。但有的妈妈的卵子在发育过程中分裂为两个，就会形成两个受精卵，妈妈的肚子里也就怀了两个孩子，也就是双胞胎。这样的双胞胎叫作单卵双胎，他们具有相同的遗传特征，所以他们的性别往往是一样的，不是兄弟就是姐妹，他们出生后的血型、相貌、身材、智力和性格都极为相似，所以他们会长得很像。

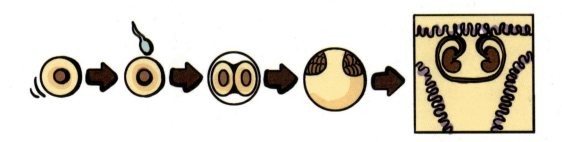

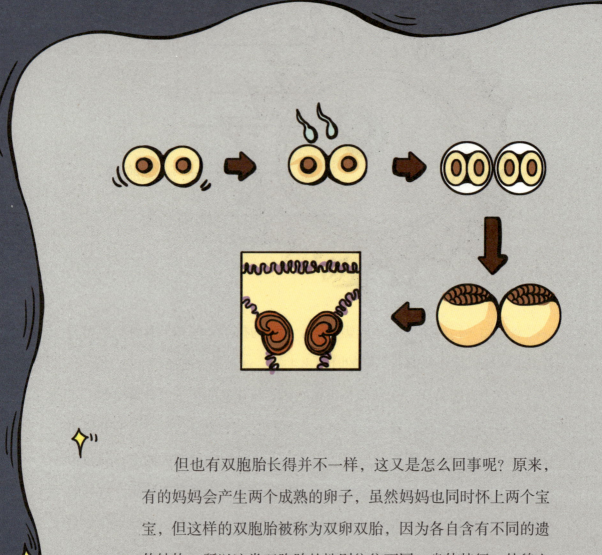

但也有双胞胎长得并不一样,这又是怎么回事呢?原来,有的妈妈会产生两个成熟的卵子,虽然妈妈也同时怀上两个宝宝,但这样的双胞胎被称为双卵双胎,因为各自含有不同的遗传结构,所以这类双胞胎的性别往往不同,身体特征、外貌也不一定相似。

看到这里,你现在了解有些双胞胎为什么长得一样了吧!

# 人为什么要睡觉呢?

每个人每天都会做同样一件事情,那就是睡觉!可别小看睡觉,人类每天大约有三分之一的时间用来睡觉。有科学家做过统计,如果一个人活到 75 岁,他竟然有 25 年是在睡觉!多么恐怖的数字啊,要是不睡觉,利用这些时间来玩耍该多好啊!可是你很快就会发现第二天自己毫无精神,头昏脑涨,身体虚弱。

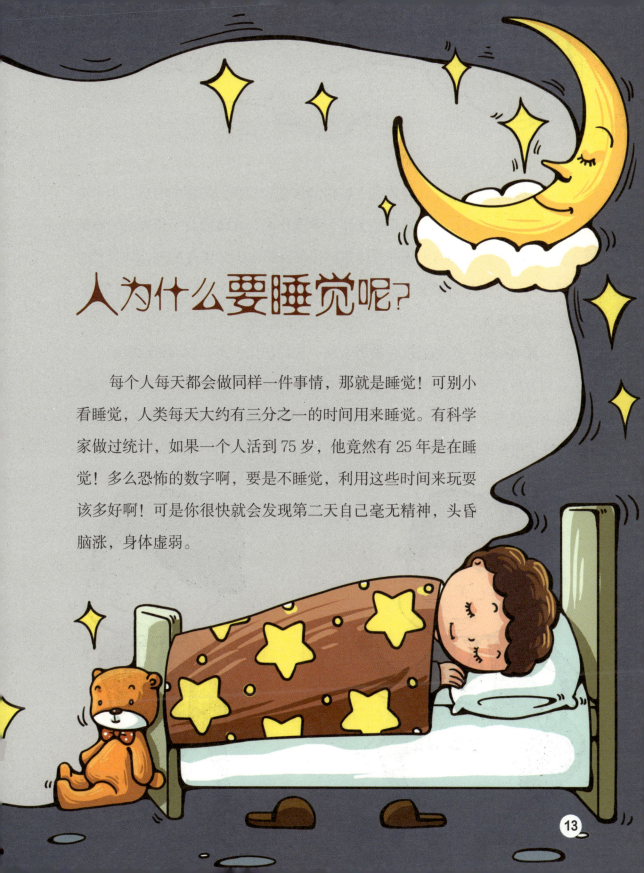

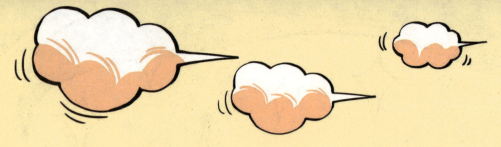

为什么我们要睡觉呢?

我们睡觉是为了让身体和大脑得到休息。当我们清醒的时候，大脑会一刻不停地运转着，如果我们工作、学习一天，大脑就会变得疲惫，睡眠是为了让辛苦一天的大脑好好休息，可以在第二天又恢复如初。如果长时间学习、工作却不睡觉，大脑就会变得反应迟钝，不仅不会有任何帮助，还会搞垮身体。

睡觉的另一个作用就是整理大脑一天的记忆。当我们清醒的时候，会看到各种事情，接收到各种信息，如果大脑全部记住，就会像电脑一样，因为记载的东西太多，反应变得迟缓，所以大脑会在晚上整理这些信息，留住"想要的"，去除"不要的"，利于我们更有效地记忆和思考。

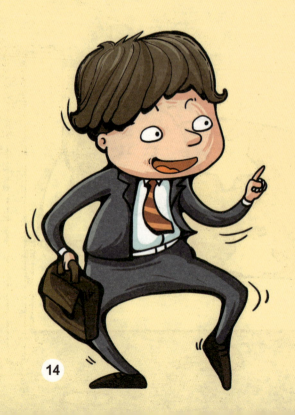
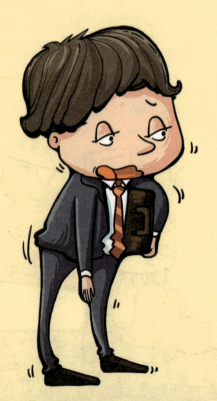

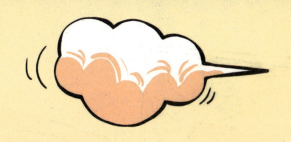

　　睡眠有两种不同的形态：快波睡眠和慢波睡眠。快波睡眠是身体在休息，大脑却仍在工作，梦一般都在这个时候产生，大脑也是在这个时候整理白天的记忆的。慢波睡眠是进入了深层睡眠，更有利于身体各器官进行修复。两种状态也会在睡眠过程中交替出现。

　　那么我们要睡多久才能保证大脑和身体得到充分休息呢？有数据表明，学龄前的儿童每天应该睡 11～12 个小时，而学龄期的儿童仍然需要保持 9～10 个小时的睡眠时间。对大部分成年人来说，每天 7～8 个小时是最佳的睡眠时间。但不同人之间的差异很大，保证充足睡眠，并不一定完全以时间来衡量，重要的是看入睡是否容易，睡眠是否安稳和深沉。

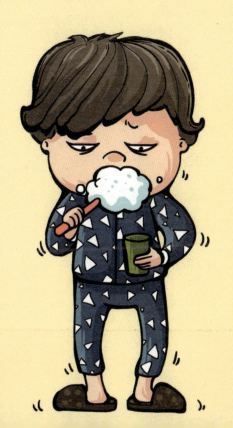
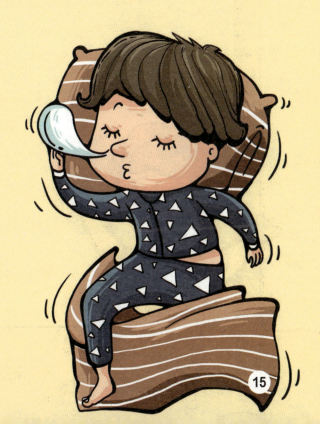

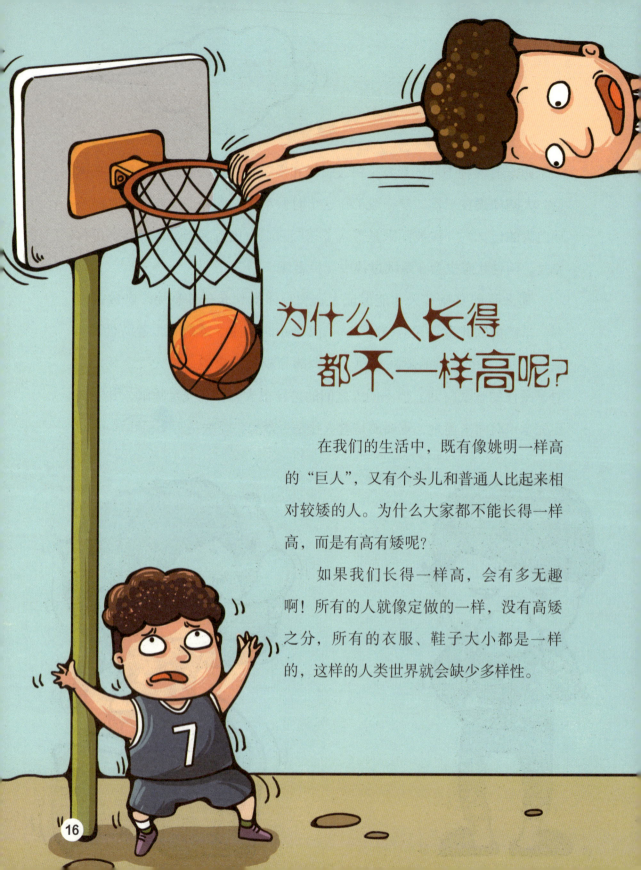

# 为什么人长得都不一样高呢?

在我们的生活中,既有像姚明一样高的"巨人",又有个头儿和普通人比起来相对较矮的人。为什么大家都不能长得一样高,而是有高有矮呢?

如果我们长得一样高,会有多无趣啊!所有的人就像定做的一样,没有高矮之分,所有的衣服、鞋子大小都是一样的,这样的人类世界就会缺少多样性。

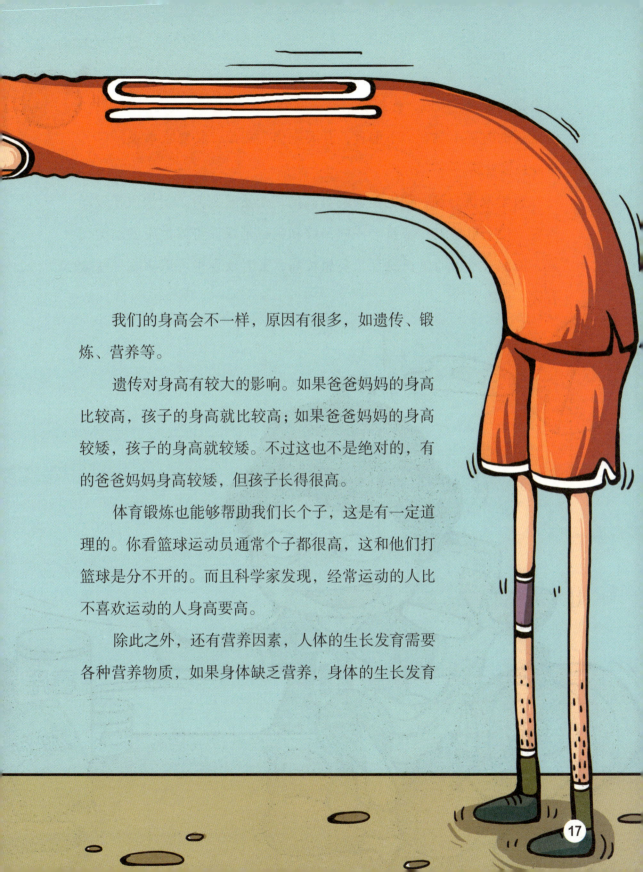

我们的身高会不一样，原因有很多，如遗传、锻炼、营养等。

遗传对身高有较大的影响。如果爸爸妈妈的身高比较高，孩子的身高就比较高；如果爸爸妈妈的身高较矮，孩子的身高就较矮。不过这也不是绝对的，有的爸爸妈妈身高较矮，但孩子长得很高。

体育锻炼也能够帮助我们长个子，这是有一定道理的。你看篮球运动员通常个子都很高，这和他们打篮球是分不开的。而且科学家发现，经常运动的人比不喜欢运动的人身高要高。

除此之外，还有营养因素，人体的生长发育需要各种营养物质，如果身体缺乏营养，身体的生长发育就会受到影响。所以，你想要长高，就要保证身体营养充足，平时吃饭的时候不挑食、不偏食，既要吃肉、蔬菜，又要吃水果，少吃垃圾食品。

科学家认为锌、钙也是影响身高的一个重要因素。就像汽车发动需要汽油，机器工作需要电一样，锌和钙就是保证身体健康的动力元素，能促进身体的生长发育。要想长高，平时饮食中可以多吃一些含有锌、钙的食物。

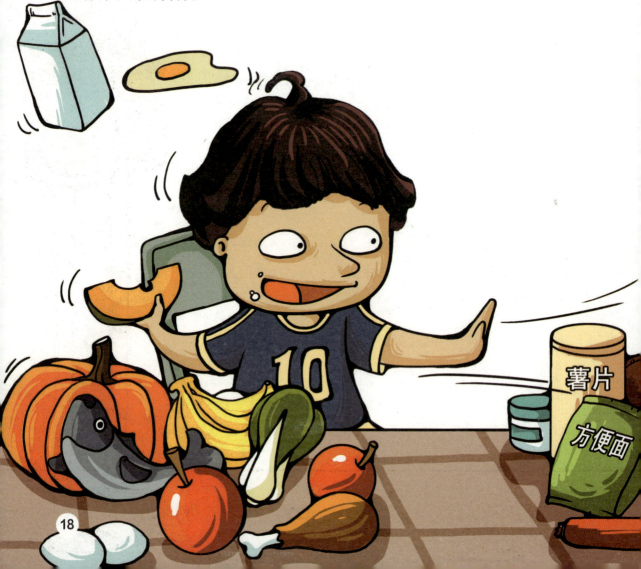

# 为什么身高会变矮?

你有没有做过这样有趣的实验:早晨起来测量一下身高,记录下数值,等晚上再测的时候,就发现自己的身高变矮了!这是怎么回事?难道就像电影里演的一样,自己中了缩小术才变矮了?还是自己生病了,骨头变短了?

不对,不对,都不对!你既没有中魔法,又没有生病!可为什么自己就变矮了呢?丢了的身高跑去哪里了?怎么才能找回来啊?

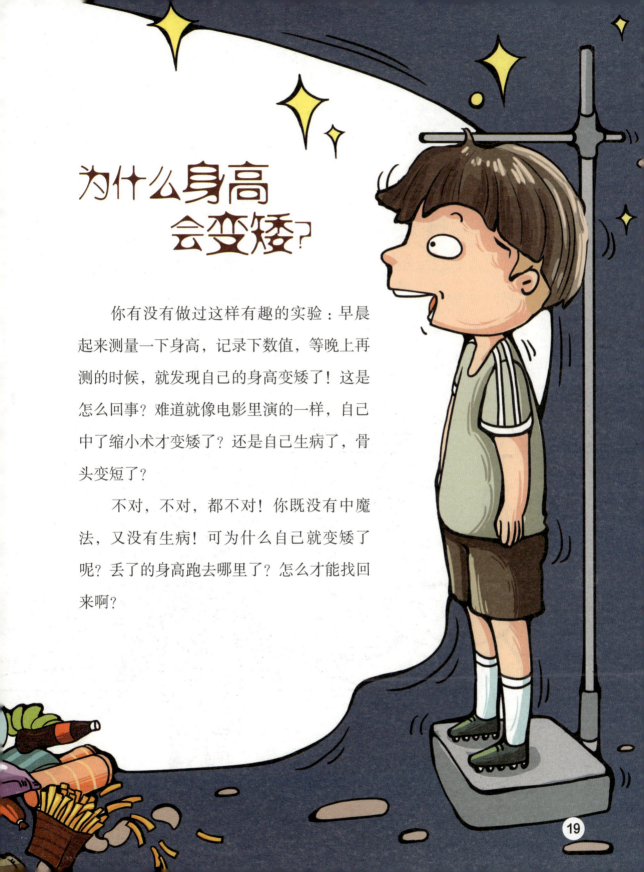

现在先来看看身体结构。我们的人体是由头、脊柱、骨盆和下肢四部分作为构架的，这些部分又是通过关节和韧带相互连接在一起的，其中脊柱与我们的身高变化有着很密切的关系。

脊柱就像造房用的顶梁柱，它支撑起我们的头和上身，如果没有脊柱，我们的上身就会像面团一样瘫在地上，头也不能随意地转动。我们的脊柱由颈椎、胸椎、腰椎、骶骨及尾椎组成，椎骨之间依靠韧带、关节、椎间盘连接。

椎间盘是盘状的软骨。如果你啃排骨时发现那个骨头是两部分连起来的，你就会在连接处看到一层乳白色的厚膜，嚼起来很有韧劲儿，正是这种软骨层将骨头的两部分连接起来的。椎间盘就是类似的软骨层。

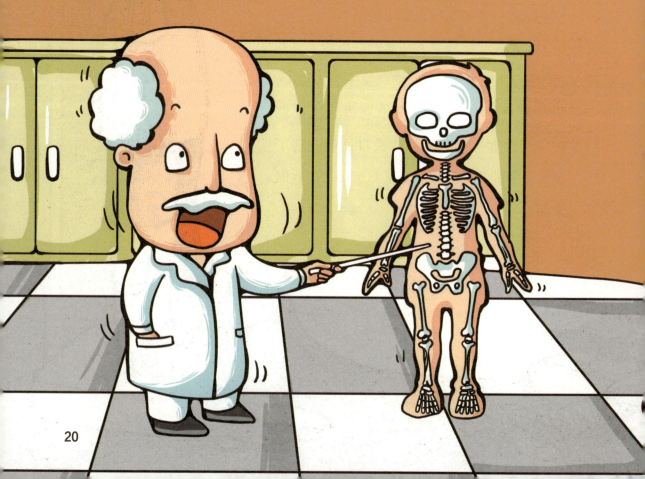

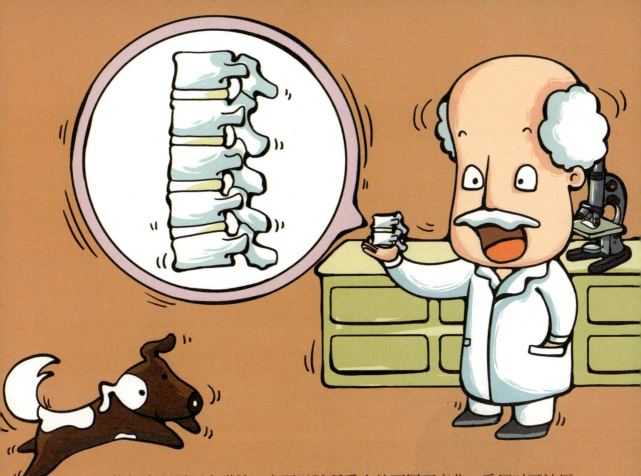

椎间盘坚固而有弹性，它可以随所受力的不同而变化：受压时可被压扁，除去压力又可恢复原状。更形象地来说，椎间盘就像弹簧一样，你用手指往下压弹簧，弹簧就缩在了一起，移开手指，弹簧又恢复如初了。

当我们平躺在床上的时候，骨骼不再层层压叠，关节间就松动了，连接骨骼的椎间盘会慢慢恢复原状，所以早上醒来的时候，我们量身高，个子就比较高。但是白天我们不是坐着，就是站着或者行走，地心引力将我们从头到脚往下面拉，于是头部的力量就加在了脖子上，头部和脖子的力量又压在了脊椎骨上，各种骨骼的重量依次压下去，骨骼间的椎间盘都受到重力的压迫，它就不得不收缩了。这时我们再测量身高，就发现自己的个子变矮了。

# 为什么有的人会肥胖？

当人们看到那些胖得连打滚都困难的猫、狗时，会觉得它们非常可爱。但如果一个人胖得连坐下都困难，人们就觉得有些难受了。

为什么有的人瘦得像竹竿，吃下去多少都不会胖，有的人却很胖？这究竟是怎么回事呢？我们的身体有什么不一样吗？

我们会发胖是有原因的，当吃进去的食物的热量多于我们所消耗的能量，所吸收的营养成分就会转化成脂肪储存在我们的体内，如果我们的体

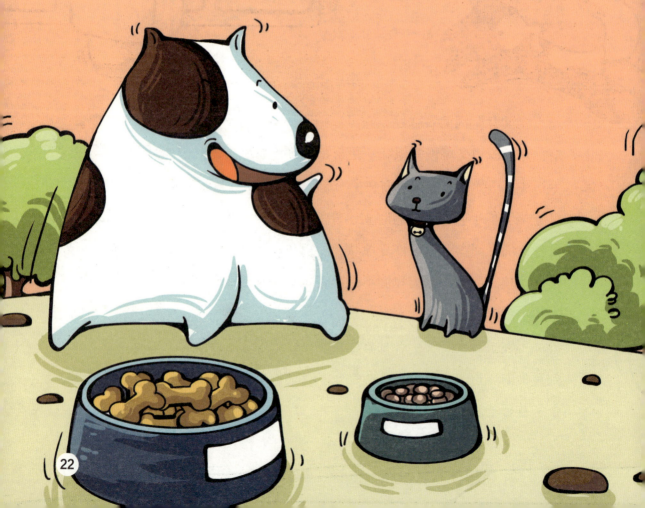

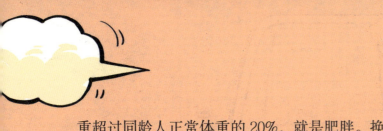

重超过同龄人正常体重的20%，就是肥胖。换句话说，当人们吃得很多，吸收了很多能量时，却没有把这些能量消耗掉，它们就会存贮在体内了。所以肥胖一般是营养过剩、活动过少造成的。

如果爸爸妈妈都是肥胖者或者爸爸妈妈其中的一方是肥胖者，有可能会遗传给孩子，孩子也就可能像父母一样发胖。

有些孩子喜欢吃甜食和油炸食品，食量比较大，很容易变胖。还有一些人是因为精神压力过大，为了缓解紧张，就一直胡吃海喝，这样的人体重会在短时间内暴增。

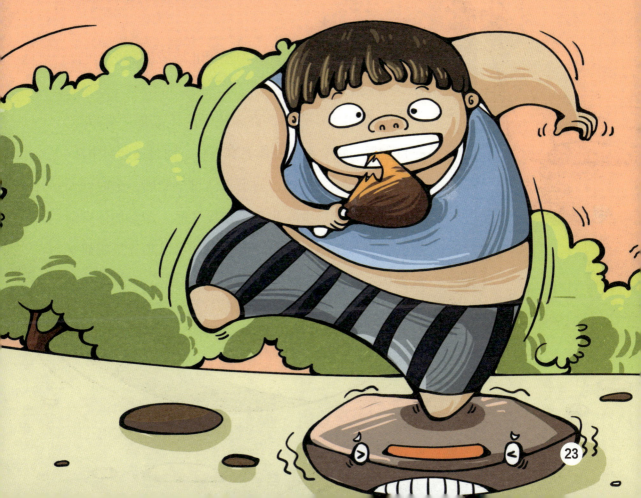

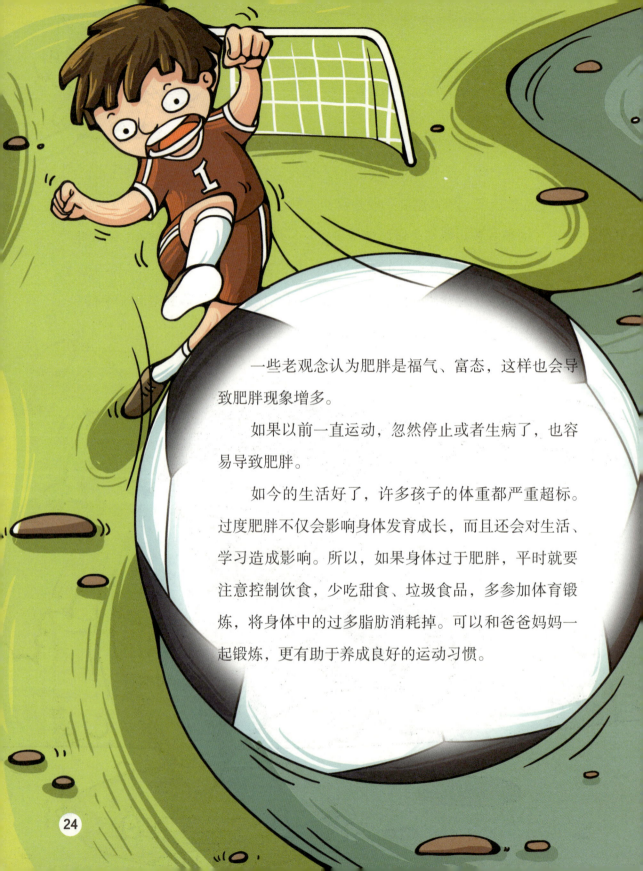

　　一些老观念认为肥胖是福气、富态，这样也会导致肥胖现象增多。

　　如果以前一直运动，忽然停止或者生病了，也容易导致肥胖。

　　如今的生活好了，许多孩子的体重都严重超标。过度肥胖不仅会影响身体发育成长，而且还会对生活、学习造成影响。所以，如果身体过于肥胖，平时就要注意控制饮食，少吃甜食、垃圾食品，多参加体育锻炼，将身体中的过多脂肪消耗掉。可以和爸爸妈妈一起锻炼，更有助于养成良好的运动习惯。

# 人为什么会有男女之分呢?

爸爸是男人,妈妈是女人,我是女孩,弟弟是男孩,叔叔和爸爸一样是男人,阿姨和妈妈一样是女人……世界上为什么会有男女之分呢?为什么我们出生的时候就已经是男孩或女孩了呢?

一个人的性别,当他还在妈妈肚子里的时候就已经确定了。你会问,我们的性别是怎么在妈妈的肚子里确定的啊?

要知道,小宝宝是由爸爸的精子和妈妈的卵子结合为受精卵发育而成的。人体的细胞中有23对染色体,其中22对是常染色体,一对是性染色体。常染色体男女并没有

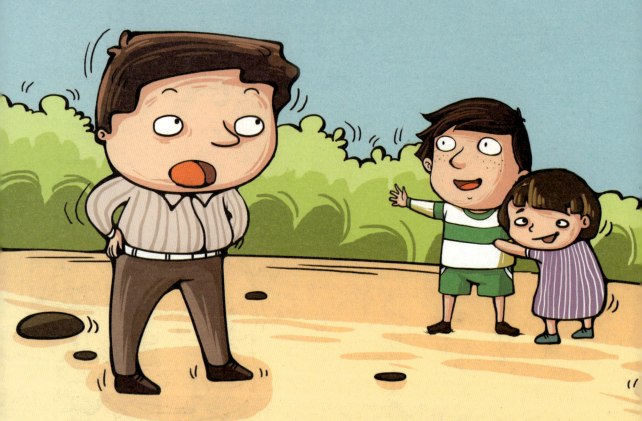

决定性差异，关键是性染色体，它决定了宝宝的性别。男性的性染色体是由一条 X 染色体和一条 Y 染色体组成的（XY），女性的性染色体则是由两条 X 染色体组成的 (XX)。

宝宝的染色体一半儿来自父亲，一半儿来自母亲。当爸爸携带的含有 Y 染色体的精子与妈妈的含有 X 染色体的卵子结合成受精卵，那么受精卵的性染色体就是 XY，这个宝宝就是男孩；如果爸爸的精子携带的是 X 染色体，与妈妈含有 X 染色体的卵子结合，那么受精卵的性染色体也就是 XX，这个宝宝就是女孩。

因为只有男性才有Y染色体，所以生男孩还是生女孩由爸爸决定，并非由妈妈决定。

现在科学还无法控制人们要生男孩还是女孩，因为男性携带的X染色体精子和带有Y染色体精子的数目总是相等的，它们和女性含有X染色体的卵子结合的可能性也一样大，所以生男生女的概率一样大。

现在有些地区依旧存在着重男轻女的观念，认为男孩比女孩好。这种观念是不对的，女孩和男孩都是一样的，不管是男孩还是女孩，都是父母爱情的结晶，对父母来说都是十分可爱的小宝宝。

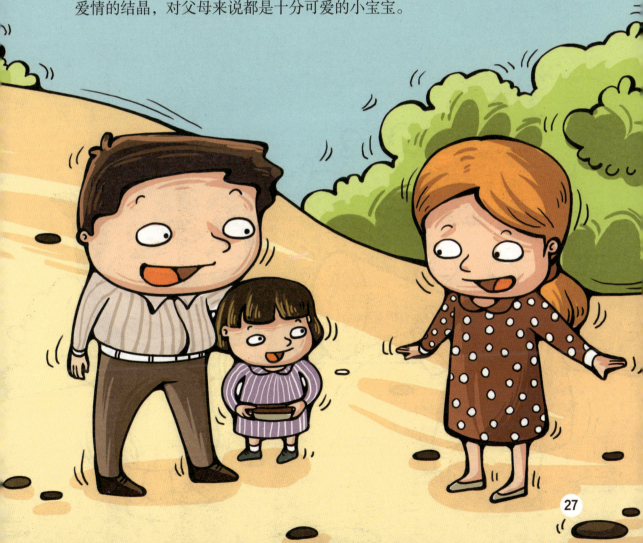

# 为什么男生比女生的声音低沉？

家里来客人了，只听到客人的声音，就能辨别出这是叔叔还是阿姨。有时听到一声咳嗽，也能立刻分辨出这个人是男生还是女生。是我们长了"顺风耳"或"千里眼"吗？为什么通过声音就能分辨出男女来呢？当然不是我们有特异功能，我们之所以可以做出这样的判断，是因为男生的声音与女生的声音不同，只要听到就能辨别出来。

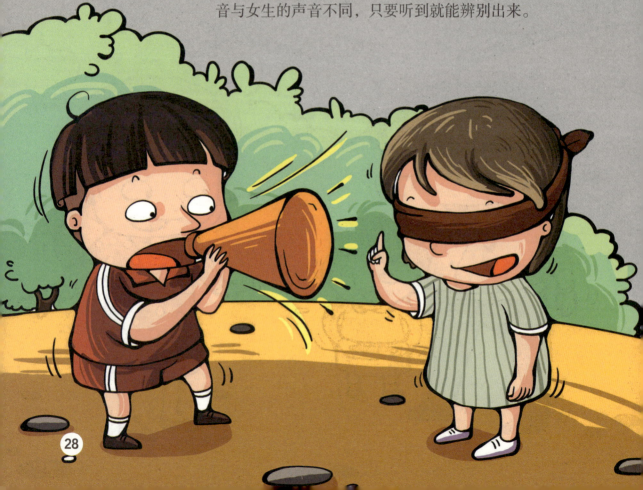

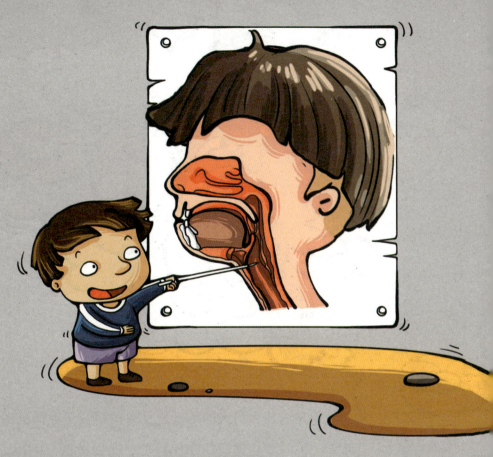

为什么男生与女生的声音不一样呢？这是因为男生与女生的声带长短不一样。

在我们的脖子处有一种能发出声音的结构，叫作喉。它的内部有一个空腔，我们叫它喉腔。喉腔的中部长着两块能振动发声的肌肉，它们紧密地并列在一起，这就是我们的声带。

当呼气的时候，空气就会引起声带振动，发出声音。就像将两张纸对起，对着两张纸连接处的缝隙吹气，就会听到纸张发出声响。

通过喉咙的空气量越多，声音也就越大。另外，嘴巴的开合程度、舌头的变化等都能影响声音。比如你站在空旷的地方大喊"啊"的时候，嘴巴张开的程度最大，通过声带的空气也最多，声音就非常洪亮。

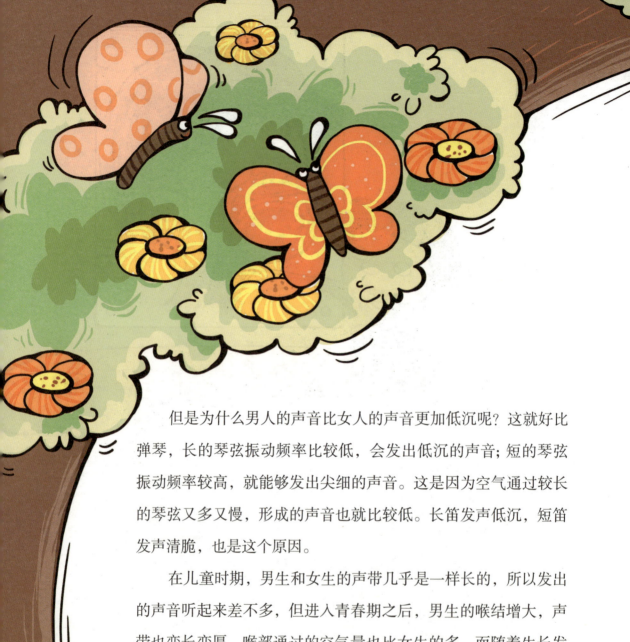

但是为什么男人的声音比女人的声音更加低沉呢？这就好比弹琴，长的琴弦振动频率比较低，会发出低沉的声音；短的琴弦振动频率较高，就能够发出尖细的声音。这是因为空气通过较长的琴弦又多又慢，形成的声音也就比较低。长笛发声低沉，短笛发声清脆，也是这个原因。

在儿童时期，男生和女生的声带几乎是一样长的，所以发出的声音听起来差不多，但进入青春期之后，男生的喉结增大，声带也变长变厚，喉部通过的空气量也比女生的多。而随着生长发育，男生肺部呼出的空气也多了，这样通过喉部的空气又多又慢，所以男生的声音会变得比女生低沉。但女生的声带没有多少变化，依旧又短又窄，所以女生发出的声音就高而尖锐。

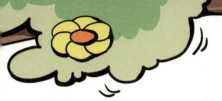

# 为什么声音会变化?

　　毛毛虫长大了会变成蝴蝶,蚕长大了会变成蚕蛾,变色龙遇到危险会变色……虽然我们人类没有动物这么多的变化本事,可我们的身体却也有着令人惊叹的"变化神功",比如我们的声音。

　　爸爸的声音低沉,妈妈的声音尖细,我的声音清脆,大家都很喜欢我的声音,可有一天我发现自己的声音突然变了,变得像爸爸一样低沉粗厚。天哪!这是怎么回事,我原来的声音呢?谁把我的声音偷走了?以后我就要用这么闷的声音说话了吗?

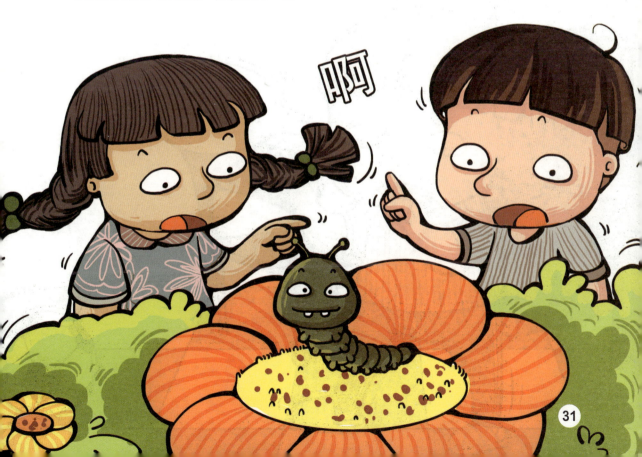

如果有一天,你发现像我一样声音改变了,千万不要慌张,这代表你已经进入青春期了。

你会问,青春期是什么?进入了青春期,就代表自己不是小孩子,而是像爸爸妈妈一样的成年人了吗?自己会变得和爸爸妈妈一样吗?

青春期,是孩子从儿童过渡到成年人的过程,对孩子来说是一个非常重要的生理变化期。它的特点是性发育,第二性特征开始明显,也就是说你开始变成大人了。如果你是男生,会像爸爸一样长胡子,长喉结,越来越像个男子汉;如果你是女生,会像妈妈一样,乳房日益丰满,开始喜欢打扮,越来越像个女孩子。

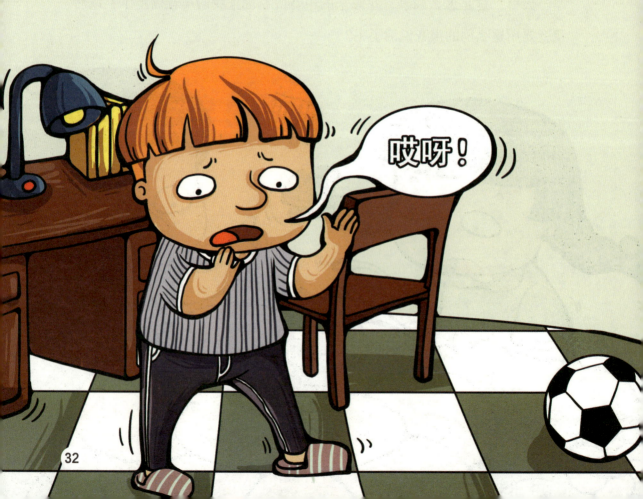

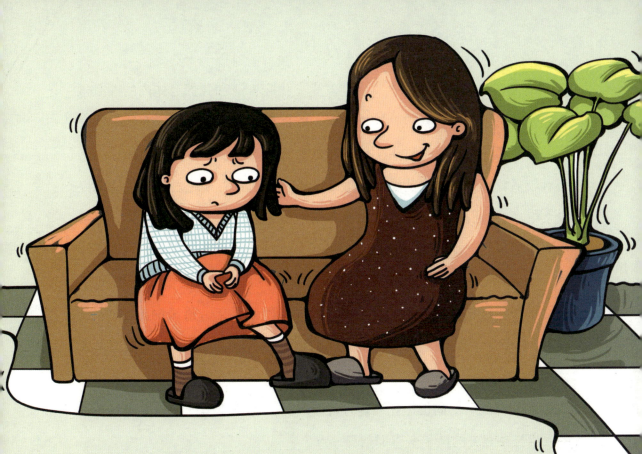

　　在这个时候，我们的声音也会跟着变化，越来越像大人。男生会发现自己的声音变粗，声调变得低沉，逐渐变得和爸爸一样，爸爸会拍着你的肩膀说："儿子，你的声音越来越像你老爸了，这就代表你开始变成像老爸一样的男人了！"这个时候，不必感到害羞，这是每个人都会经历的过程。女生的嗓音也会发生变化，但没有男生的变化那么大，所以许多女生都不会发现自己的声音发生变化，也许在进入青春期很久以后，才会发现自己的声音忽然变得和妈妈一样温柔动听了。

　　医学上将这种从童声变为成人声音的生理变化叫作"生理性变声"，又把我们的声音变化所经历的时间叫作"变声期"。

为什么我们的声音会在青春期发生变化呢？这和我们身体内的性激素有很大的关系，性激素包括雄性激素、雌性激素等。这些激素在男生和女生的体内都存在，只不过男生体内雄性激素相对较多，女生体内雌性激素相对较多，而雄性激素能够促进喉结变大。进入青春期之后，男生的雄性激素增多，他们的喉部在雄性激素和其他激素的作用下，逐渐变大，声带也变长变厚，声音也就发生了变化。

也许你会好奇，我们会在什么时候变声呢？一般女生会在12岁时声音发生变化，男生多在12~14岁，持续时间约1年，最短的需要3~6个月，最长可持续两三年，所以变声期是一个漫长的过程，不能指望声音一夜之间就改变了。

此外，变声期的长短还与地理环境有关，生长在南方的孩子变声期短些，生长在北方的孩子变声期则长一点。

在变声期，男生的嗓音音调一般比变声前低8度左右，女生则低3度左右。

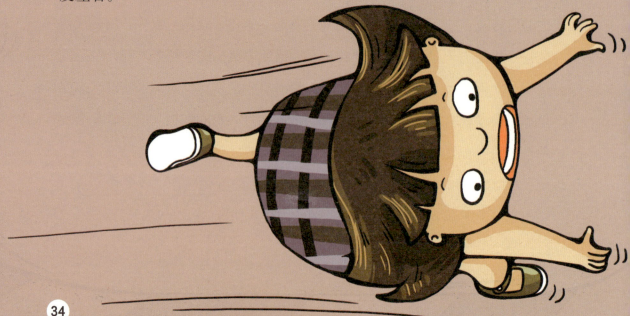

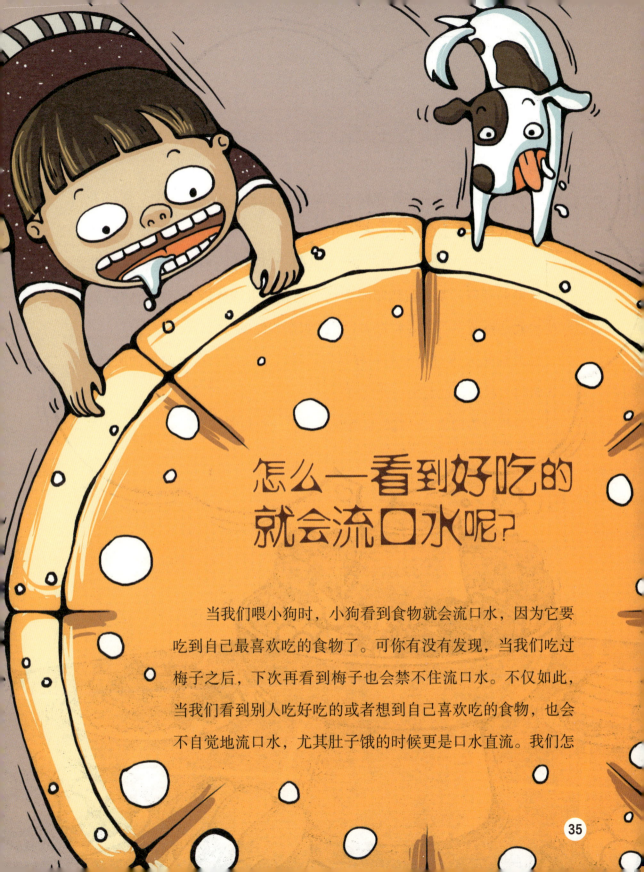

## 怎么一看到好吃的就会流口水呢?

当我们喂小狗时,小狗看到食物就会流口水,因为它要吃到自己最喜欢吃的食物了。可你有没有发现,当我们吃过梅子之后,下次再看到梅子也会禁不住流口水。不仅如此,当我们看到别人吃好吃的或者想到自己喜欢吃的食物,也会不自觉地流口水,尤其肚子饿的时候更是口水直流。我们怎么会和小狗一样看到好吃的就流口水呢？我们是人类啊，为什么会有和小狗一样的反应？

人和小狗都是地球上的哺乳动物，身体都是由神经支配，所以人和小狗也就有着类似的反应，比如怕疼。

言归正传，我们会分泌口水，是因为口腔中含有唾液腺，能够分泌出大量的唾液，帮助我们咀嚼食物。当我们饥饿或者想到美食时所流的口水就是唾液，而流口水的这个反应叫作条件反射。

反射是人体对刺激的一种反应，如当有人用手指指向你的眼睛时，你会闭上眼睛，这就是一种反射。

反射分为两类：一类是非条件反射，一类是条件反射。

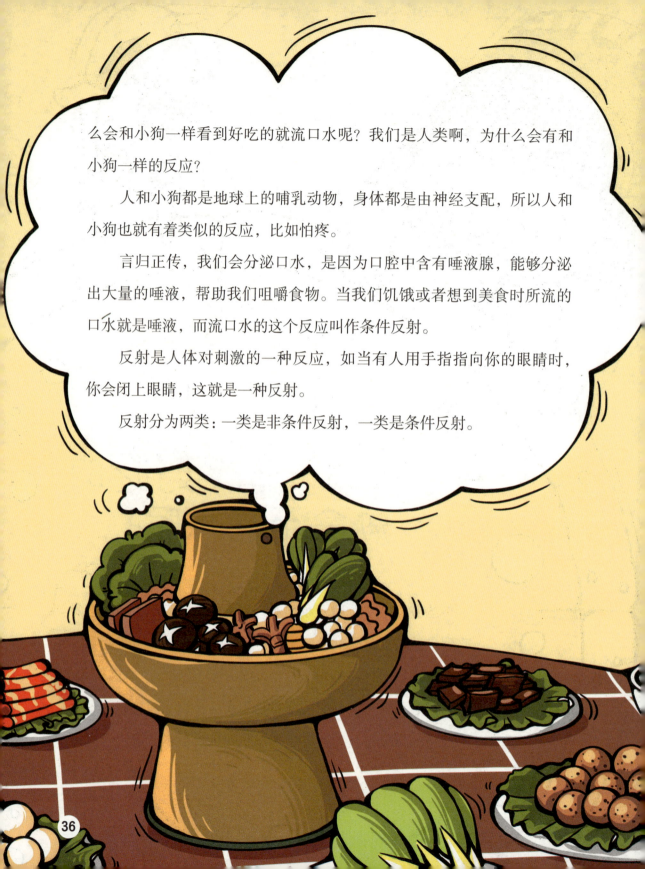

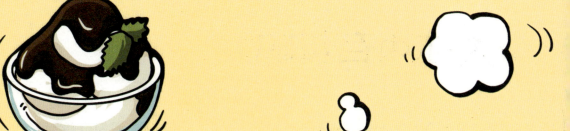

　　非条件反射是人生下来就有的,它是一种先天性的反射,属于比较低级的神经活动,由大脑皮层以下的神经参与即可完成,如眨眼睛。条件反射是在非条件反射的基础上,经过一定的过程,在大脑皮层参与下完成的,是高级神经活动的基本调节方式。看到好吃的食物流口水就是条件反射,因为我们吃这些食物的时候,大脑会把舌头和眼睛所受到的刺激记下来。当我们看到或想到这些食物时,很自然地就流口水了。

　　举个例子来说,当给小狗喂食物时,不断摇晃铃铛,试过几次之后,当不喂它食物时,摇晃铃铛,它也会流口水,这就是条件反射。

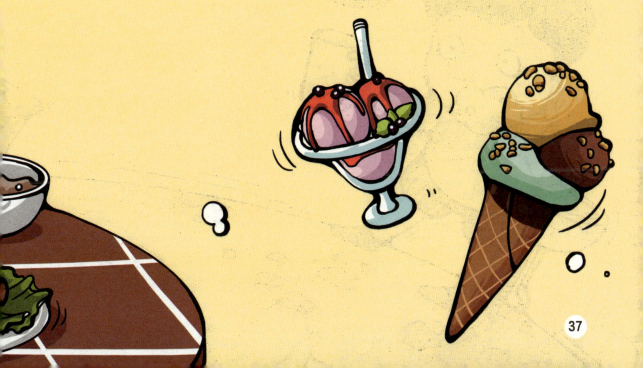

# 人体内有钟吗?

在日常的生活中,我们的作息会很规律。比如白天,我们会自然而然地醒过来,开始起床、上学等活动;晚上,我们又会有睡意,爬上床睡觉;临近就餐时,我们就会感到饥饿……

人体每天都在重复着这些相同的事情,就算不知道时间,身体到了某一刻就会自动地提醒我们该起床、该吃饭、该睡觉了……好像身体中挂着一座钟,时刻提醒着我们。这到底是怎么回事呢?

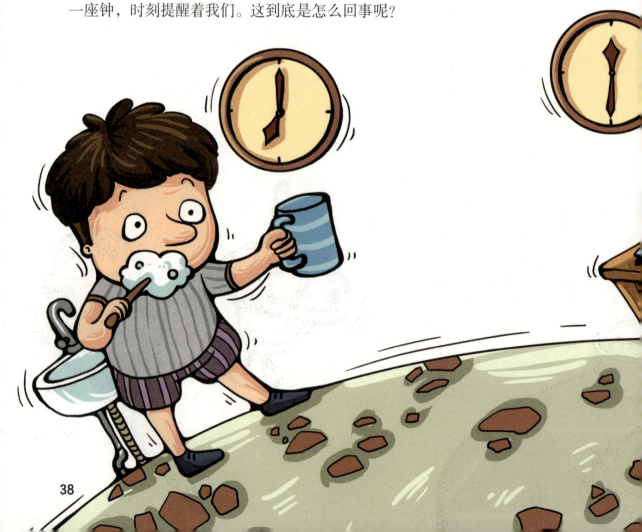

科学家通过研究和探索，终于揭开了其中的奥秘，原来人体内真的有自己的"时钟"，人们称之为"生物钟"。

人体的一切生命活动都是在生物钟的支配下进行的，所以我们的活动才能呈现出 24 小时昼夜交替的生理规律，与地球有规律地自转所形成的 24 小时周期是相互适应的，包括人体的体温、脉搏、血压等，这些都存在昼夜节律变化。所以说，如果我们的生物钟运转正常，身体就健康；相反，要是生物钟被扰乱，运转不正常，身体就容易得病。

科学家发现，在人体中存在智力、情绪、体力周期分别为 33 天、28 天和 23 天的生物钟，这三种"钟"存在明

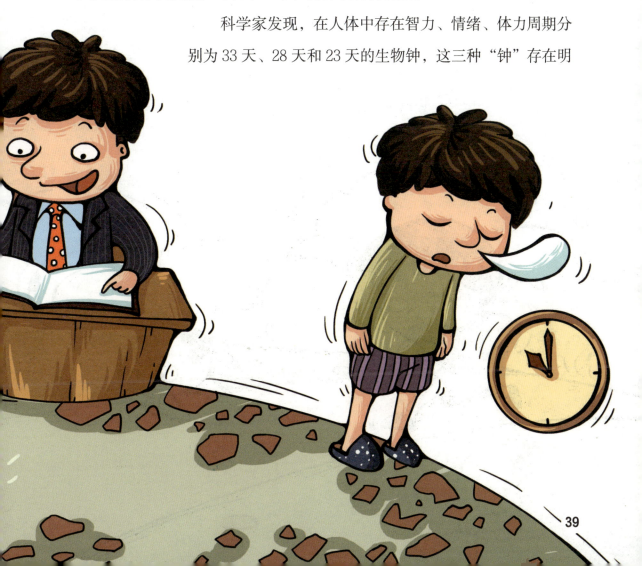

显的盛衰变化，在各自的运转中都有高潮期、低潮期和临界期。如果人体的这三大节律都运行到高潮，人就会表现得精力充沛、思维敏捷、情绪乐观，这个时候是学习的大好时机。但如果三大节律运行到临界或者低潮期，人也就相应地表现出情绪不佳、反应迟钝、健忘等，做事情非常容易出现失误。

那么生物钟究竟长在什么地方呢？关于生物钟的确切位置，目前医学界还没有定论。最新的观点认为，生物钟长在视交叉上核区，这个区域隐藏在脑内深下部，明显地受亮暗周期变化的影响，从而有规律地运行。

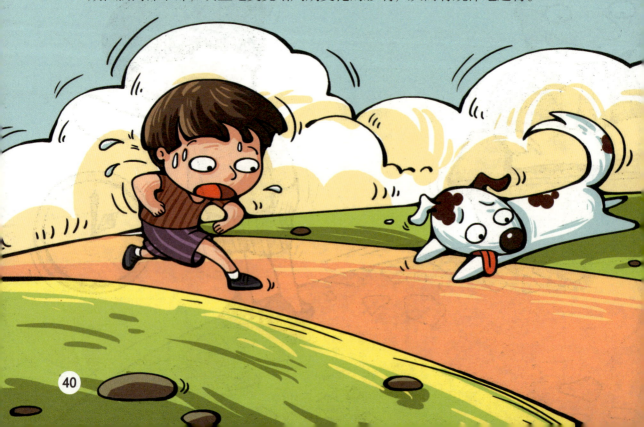

# 为什么汗是咸的呢？

炎热的夏季，我们经常热得满头大汗，有时脸上的汗会流进我们的嘴巴，我们就会发现汗水是咸的。明明流出来的是水分，我们又没吃多少盐，为什么汗水会是咸的？舔一舔我们的皮肤，皮肤也不是咸的啊，这究竟是怎么回事呢？

先来说说人体为什么会出汗。这是因为我们的身体温度是恒定的，如果外界的温度高于体温时，身体的调节系统就会进行调节，让身体释放热量来保持体温的平衡，表现出来的就是出汗。另外，在夏天吃火锅时，我

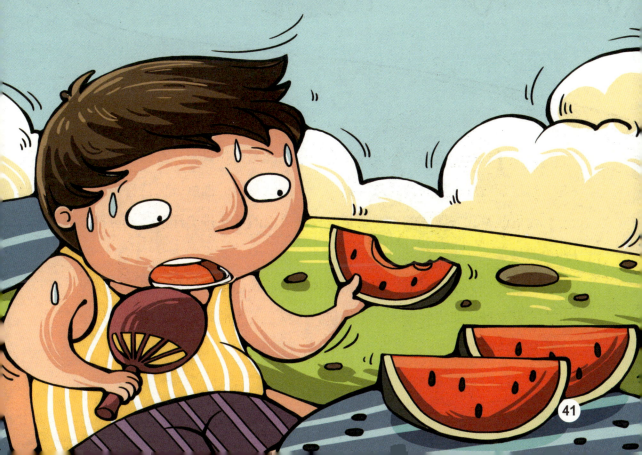

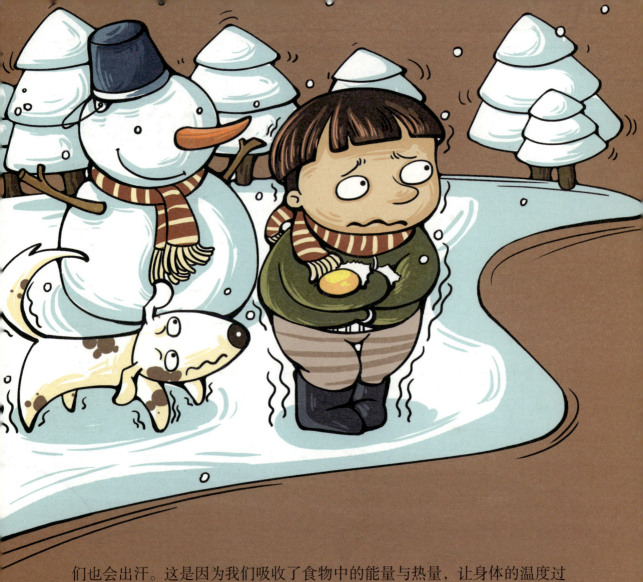

　　们也会出汗。这是因为我们吸收了食物中的能量与热量,让身体的温度过高,这些能量就以热的方式散发到体外来降低身体的温度,保持身体的恒温。而皮肤是我们散热的主要渠道,皮肤表面的毛孔排出汗液,就可散发体内的热量。

　　相反,当天冷的时候,我们的身体又会制造热量来提高体温。最常见的方式就是通过肌肉收缩来产生热量,这就是天冷的时候,我们的身体会不停地打冷颤的原因。

你知道我们一天会排出多少汗液吗？正常人一天内会排出600～700毫升的汗液，相当于一瓶矿泉水的量。

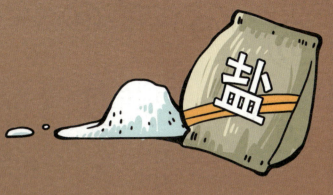

汗水之所以是咸的，这主要是因为人体内含有大量的盐分。这些盐溶于身体的水分中，能固定水分，不让水分轻易流失。当身体排汗的时候，不仅会排出水，还会带走我们体内的盐分，所以汗水就带有咸味。

如果我们平时出汗很多，就要适当地喝点儿淡盐水。因为汗液带走大量的盐分，会影响到体液中电解质的平衡。如果身体内的钠离子和钾离子损失太多，人就会产生低钠血症和低钾血症，会有口干、疲惫无力、眩晕的症状。制作淡盐水时，也不要放太多盐，一瓶500毫升的水中放1克盐就可以了。

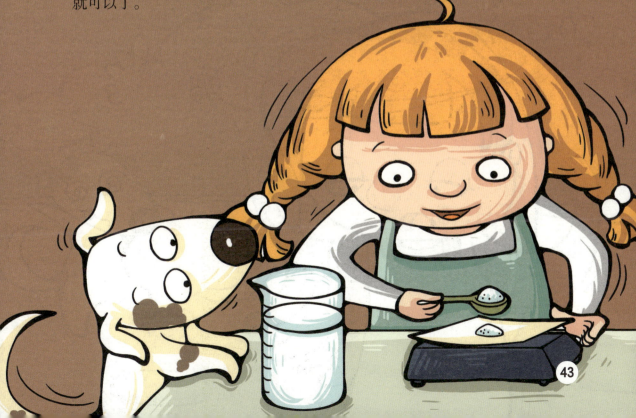

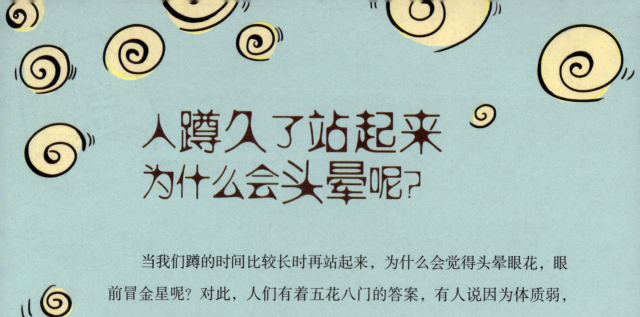

# 人蹲久了站起来为什么会头晕呢？

当我们蹲的时间比较长时再站起来，为什么会觉得头晕眼花，眼前冒金星呢？对此，人们有着五花八门的答案，有人说因为体质弱，有人说因为血压低，还有人说是因为生病了。当听到这些说法时，心中难免会担心，自己真的生病了吗？可我最近一直在锻炼啊，做过体检身体很健康啊，这到底是怎么回事呢？

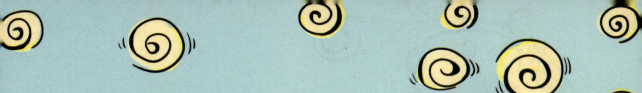

当我们蹲着的时候,身体内的血液分布和我们站立、坐着或躺着的时候都不一样。

第一,我们的两条腿被压着,腿上分布的血管也就被压扁了,通过下肢的血量也就减少了;第二,我们蹲下的时候,头部是向前倾的,那么到达头部的血流量就增多了。当我们突然站起来的时候,下肢的血管忽然恢复原状,就像堵住的水渠被重新疏通了一样,被阻塞的血液又都流向下肢。

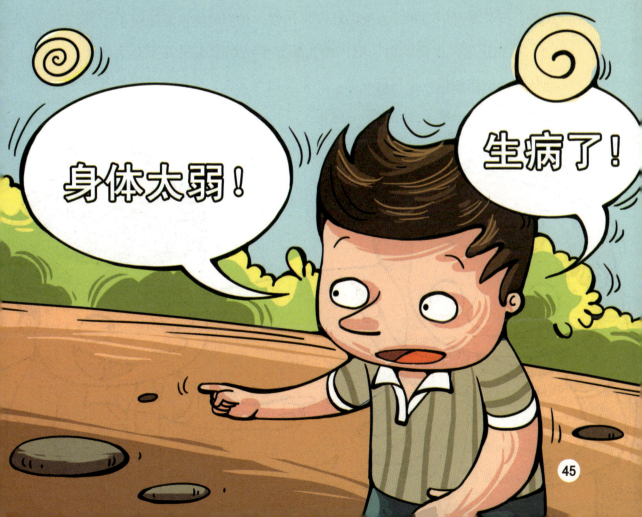

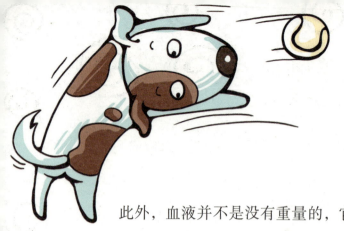

此外，血液并不是没有重量的，它在人体中是占有一部分重量的，所以当我们忽然站起来时，由于地心引力的作用，身体内较大量的血液被引力往下拉，血液向下肢流去，分配到上身的血液就少了。

而我们站起来时，头部的血液供给减少。而我们的大脑是最需要能量供应的，若忽然得不到充足的氧气和血液，我们就会出现头晕眼花的现象，但只要过一会儿，血液循环恢复正常，我们就能恢复如初了。

看到这里，你都明白了吧！蹲久后忽然站起会头晕并不是生病了，而是脑部的血液供应不足造成的。如果你蹲得太久，建议不要猛然起来，可以缓慢站起，就不会有头晕的感觉了。

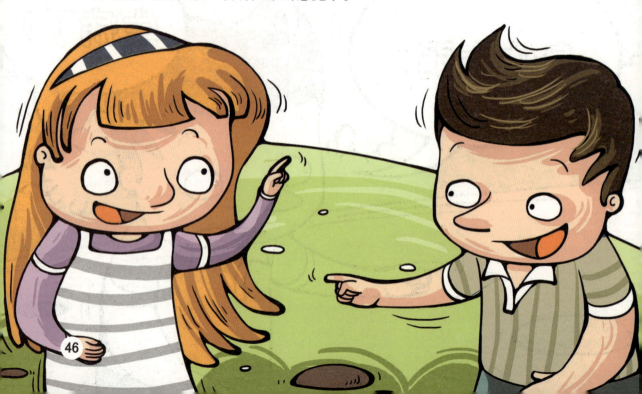

# 人有多少根头发？

我们每个人都有头发，有的人头发短，有的人头发长，可你数过自己有多少根头发吗？

头发是一根一根的，又细又多，想要数清头发可不是一件容易的事情。据科学统计，一般成年人的头发有 8～10 万根。想象一下十万人的数量有多少啊，而我们的头发就有这么多！

但并不是所有人的头发都一样，不同种族头发的颜色不同，头发的总数也会有所不同。比如黄种人头发约有 10 万根；头发颜色是金色的人，他们的头发比较细，大约有 12 万根；而红色头发的人，头发略粗，有 8～9 万根。

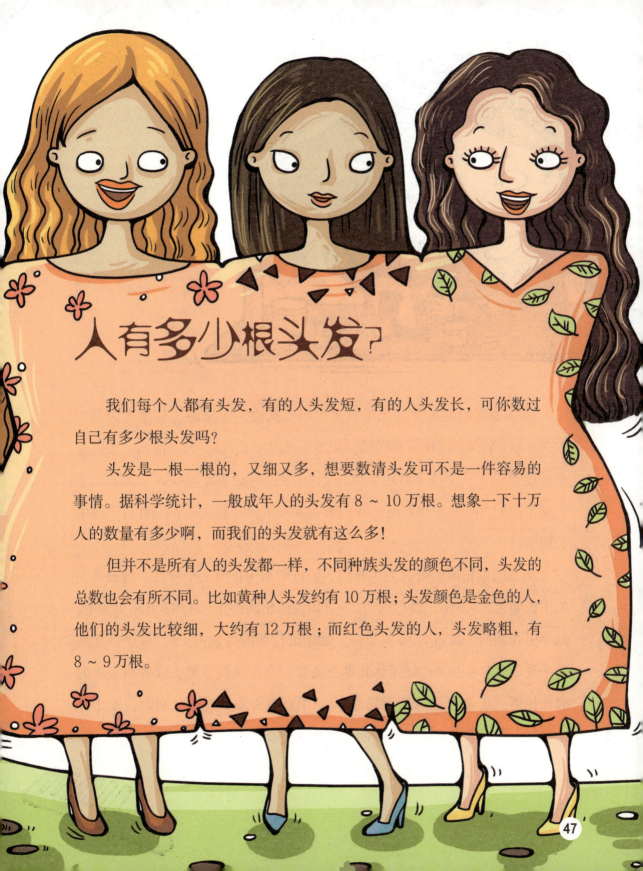

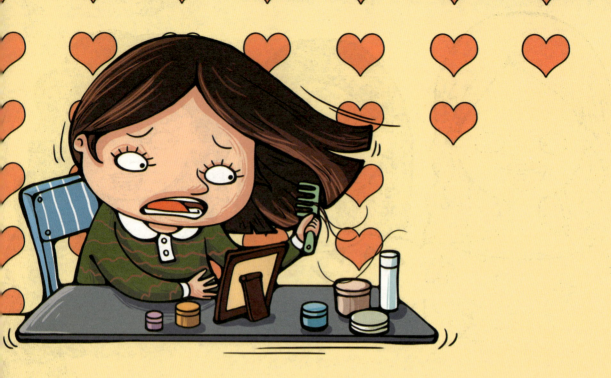

你知道我们的头发每天生长多少吗？据说，头发的生长速度为每天 0.27～0.4 毫米，这样计算的话，头发一个月生长 0.8～1.2 厘米。按照这个速度来说，一个孩子从出生成长到 10 岁，他的头发至少有 1 米长，会长到小腿处。其实并非如此，我们的头发并不会一直生长，它有自己的生长周期。

头发的生长周期可分为生长期、退行期和休止期三个阶段。每根头发的生长期为 2～6 年，退行期为 2～3 周，休止期约 3 个月。10 万根头发中，处于生长期的头发占 85%～90%，处于退行期的头发占 1%，处于休止期的头发占 9%～14%。处于休止期的头发，会在洗头、梳头或者搔头皮的时候掉落。正常人平均每天脱落 20～100 根头发，夏末秋初时，处于休止期的头发占了很大比例，这也是秋天掉发较严重的原因。

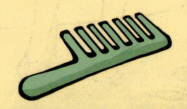

# 为什么人到老的时候头发会变白呢?

你有没有过这样的疑问,爸爸妈妈和自己的头发又黑又亮,可爷爷奶奶的头发却是白的,为什么爷爷奶奶的头发和我们的头发不一样呢?他们的头发里藏着什么秘密吗?

我们的头发之所以是黑色的,是因为头发是由角质细胞组成的。在角质细胞中含有一种黑色素,黑色素越多,头发就越黑;相反,黑色素越少,头发的颜色也就越浅。

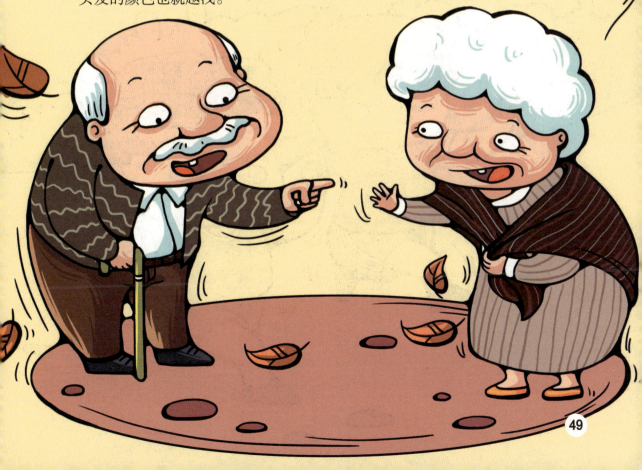

当人到了一定的年纪，头发中不再产生黑色素，所以头发中的黑色素也就越来越少，黑亮的头发会慢慢变成黑灰色，又逐渐变成花白色，最后变成白色。

因为头发中的黑色素并不是由人体统一分泌的，而是在每根头发上分别产生的，所以头发变白总是一根一根出现。一般来说，男人在30岁以后，女人在35岁以后，头发中的黑色素会越来越少。

如果一个人生病或者精神受到刺激的时候，也会影响黑色素的形成，容易产生白头发。平时我们要加强锻炼，保持心情愉快，营养充足，头发才能又黑又亮。

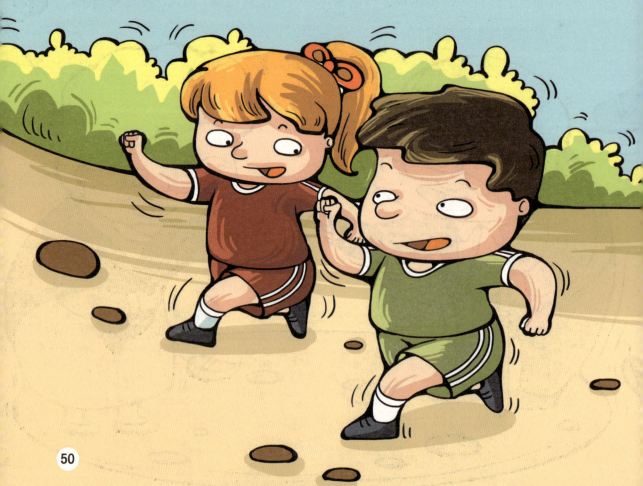

# 年纪轻轻怎么也会有白发呢?

爷爷奶奶老了,头发变白是正常现象,但有些青少年、壮年一点都不老,可也长出了白头发,有的甚至头发一半儿都是白色的,这是为什么呢?难道他们比别人老得快吗?他们像爷爷奶奶一样,变成老人了吗?

他们当然不是老人啦,除了头上长出白头发,他们和同龄人并没有什么差别。医学上将青少年及壮年这些还未变老的人,却长出白头发的现象称为"少白头",意思就是年纪不大却长出了白头发。

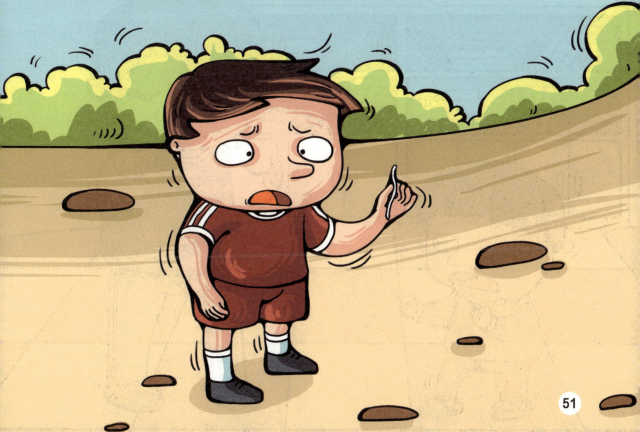

少白头是一种病，引起少白头的原因很多，有遗传、营养、疾病等因素。

遗传是常见的少白头的原因。如果爸爸妈妈中有一个人是少白头，有可能会遗传给孩子，孩子往往一出生就有白头发，或者白发比普通人要出现得早。

如果身体中营养不充足，缺乏蛋白质、维生素以及某些微量元素等，也会让人的头发变白。

一些有慢性肠胃疾病的人也容易长白头发，这是因为病菌长时间寄生在人体内，它们会不断地繁殖，也就会不断地产生毒素，影响到头发黑色素的形成，导致白发生出。

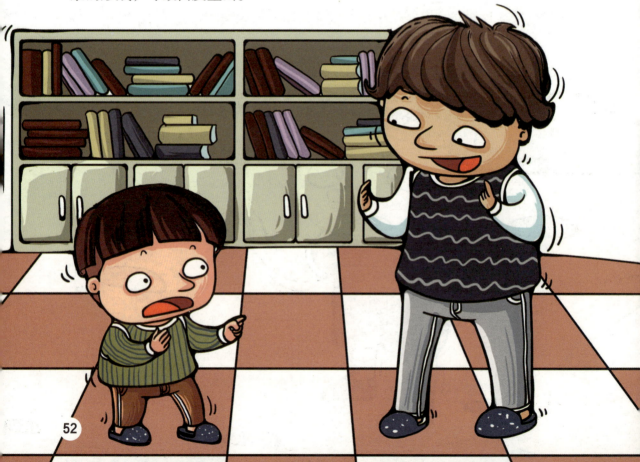

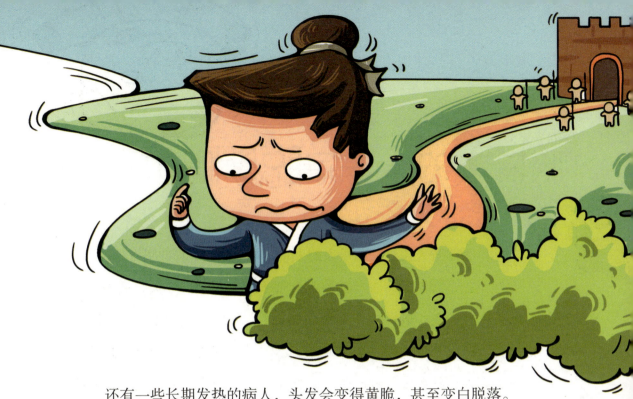

  还有一些长期发热的病人,头发会变得黄脆,甚至变白脱落。

  有内分泌系统疾病的人也容易长白发,如位于颈部的甲状腺,如果它生了病,就会影响头发中黑色素的形成,头发也会变白。

  另外,如果一个人过于紧张,压力太大,也容易长白头发。传说在春秋时期,楚国有个叫伍子胥的人,楚王听信谗言想要杀他,伍子胥就连夜逃走,想要逃到吴国。他跑到大河边,结果发现那里有重兵把守,伍子胥因为精神太过紧张,所以一夜之间满头的黑发全都变白了。虽然这听起来不大可能,但如果一个人过于焦虑、紧张、忧虑,会引起神经系统紊乱,使头发中的黑色素形成受到阻碍,头发确实会变白。

  想要治疗少白头,就要找出白发的原因,才能对症下药,但更重要的是保持心情舒畅,心胸开阔。

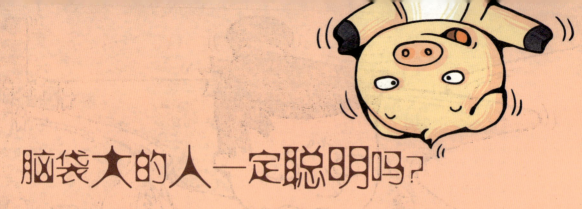

# 脑袋大的人一定聪明吗?

你是否曾听人说过"脑袋大的人很聪明"?这是真的吗?

"脑袋大就聪明",一开始听到时似乎很有道理。在大自然中,那些脑袋比针尖还小的昆虫,天敌在眼前了,它们都发现不了,所以总是沦为天敌的猎物。猫和狗的脑袋都比人小,它们成了人类的宠物。而在我们人类社会中,刚刚生下的孩子,脑重只有400克左右,但随着年龄增长,脑袋开始变大变重,智力也相应地提高了,等到老了,

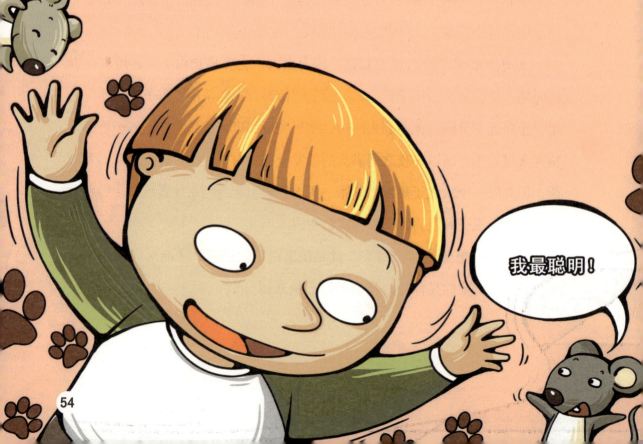

我最聪明!

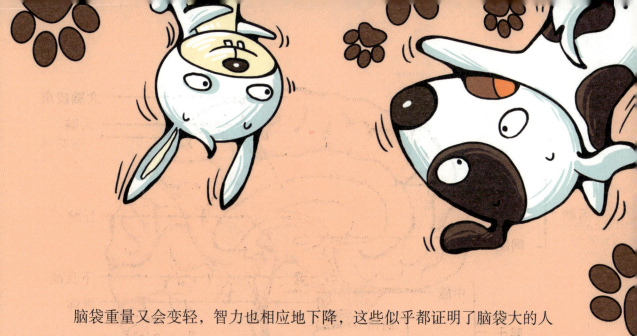

脑袋重量又会变轻，智力也相应地下降，这些似乎都证明了脑袋大的人聪明。

　　事实并非如此，脑袋大不一定就聪明。老鼠的脑袋就比兔子的脑袋小，但老鼠的记忆力比兔子的记忆力强。在脑袋的重量上，人类也不是第一名，鲸的脑重约9000克，象的脑重约5000克，都比人类的脑袋重好几倍，但它们的智力远远不如人类。

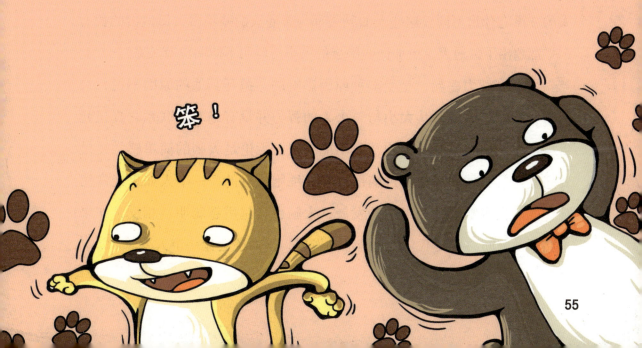

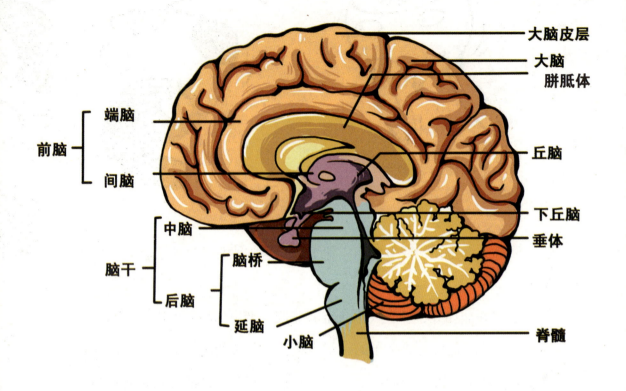

著名的科学家爱因斯坦的大脑也只有1230克,他博学多才,记忆力惊人,爱因斯坦去世后,科学家们曾在对他的大脑进行研究,发现与普通人的并没有什么不同。这些人的脑袋都与普通人的差不多,但他们的智力水平都超出了普通人,更加证明脑袋的大小与聪明不聪明没有关系!

人会有智力差异,是受多种原因影响的。抛开其他的原因不说,只从人脑的重量来说,其大小与一个人的智力并没有绝对的联系,真正起重要作用的则是脑部的结构及其功能特点。无论是大脑的简单感觉还是要想复杂的事情,都是通过脑部的神经细胞进行的。一个人如果经常用脑,就能促进脑部神经细胞的发展,大脑也会越用越聪明。相反,如果不愿意动脑筋,不仅不会促进脑部的发展,反而还会让一个人变笨。

在我们的大脑皮层中有许多的沟回,这些沟回增加了大脑皮层的面积和细胞数量。所以,脑袋小的不一定大脑细胞就少,脑袋大的不一定大脑细胞就多,更何况一个人的聪明才智,很大程度上取决于他所受到的教育和训练。

所以,我们平时遇到事情要多用大脑,勤思考、勤学习,才能变得更加聪明。

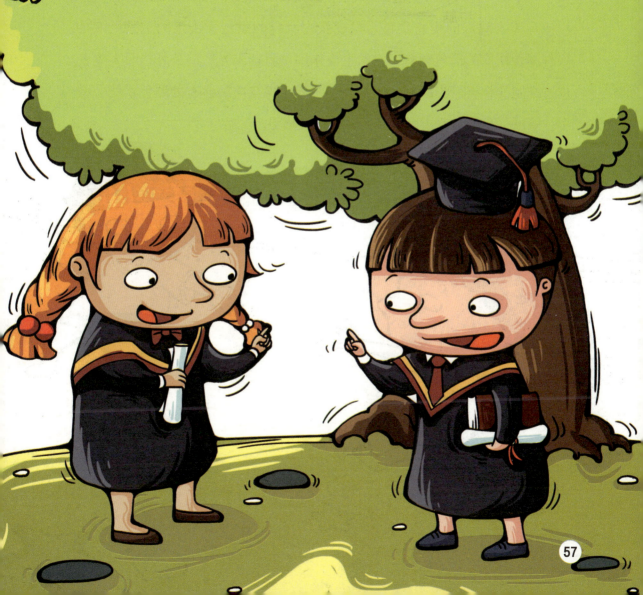

# 人的肤色怎么不同呢?

我们看电视时,会看到不同的人种有不同的肤色:生活在亚洲的人很多是黄皮肤,生活在欧洲的人很多是白皮肤,生活在非洲的人很多是黑皮肤。大家都是地球人,为什么肤色会不一样呢?

原来,我们的皮肤颜色是由皮肤内所含的黑色素决定的。黑色素是一种不含铁质的褐色颗粒,它的主要作用是阻挡阳光中的紫外线对人体表皮下细胞的伤害。当阳光比较强烈的时候,皮肤内所含有的黑色素就会增多,所以,我们去海边度假时,皮肤会被晒黑。

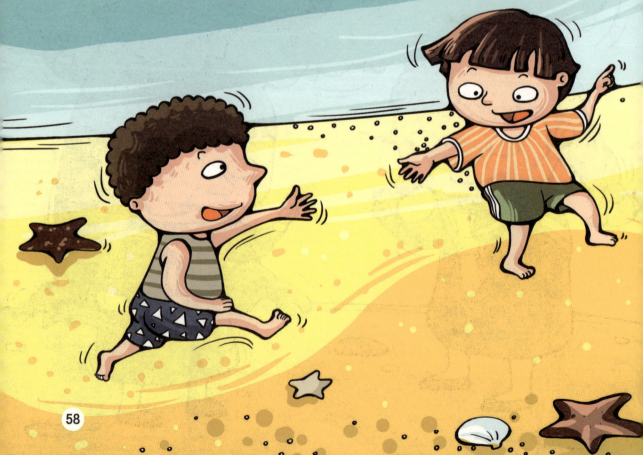

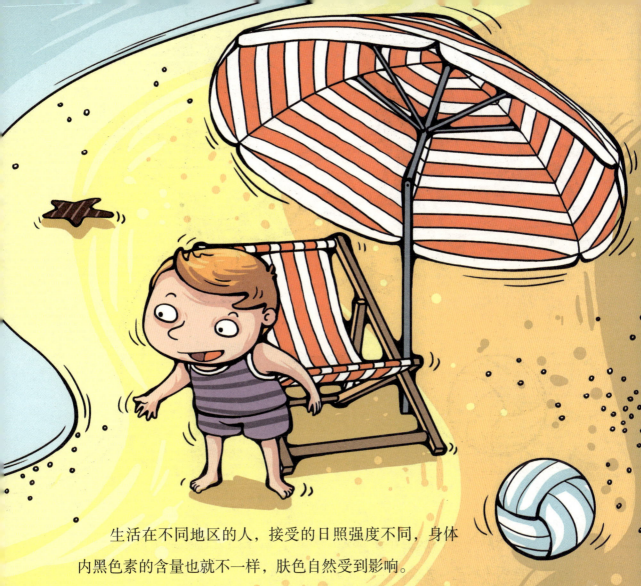

　　生活在不同地区的人,接受的日照强度不同,身体内黑色素的含量也就不一样,肤色自然受到影响。

　　非洲人生活在赤道附近,赤道是地球表面日光最强烈的地方,所以他们的皮肤内会产生大量的黑色素,皮肤倾向于黑色的。北欧的居民生活在地球高寒地区,因为不会受到烈日的曝晒,身体里的黑色素很少,所以皮肤倾向于白色。而黄种人生活的亚洲属于温带地区,阳光强烈的程度居中,黑色素含量也介于黑色人种与白色人种之间,所以皮肤的颜色倾向于黄色。

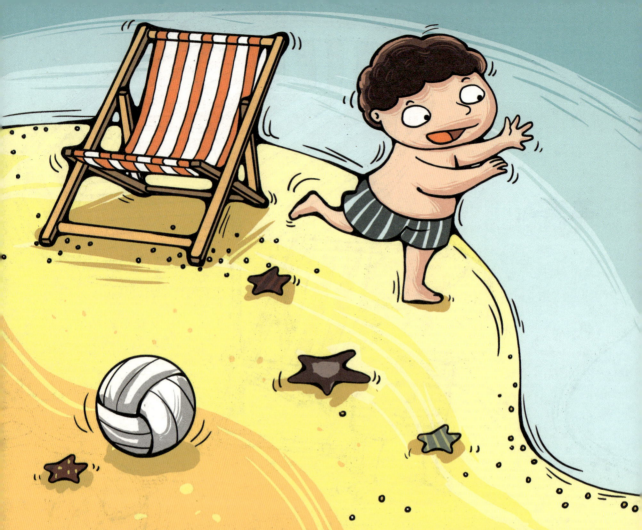

科学家认为人的肤色本来都是一样的,后来因为迁移到不同的地方,经过大自然的筛选,才会产生皮肤的各种颜色。

也许有人会问,既然是日光照射影响了皮肤中黑色素的多少,那么一个人如果换了一个地方生活,会不会变成其他人种呢?如黄种人去非洲生活会不会就变成黑皮肤,而非洲人到亚洲生活会不会变成黄皮肤?

当然不会。因为我们的皮肤颜色是遗传的,并不会因为到其他地方生活就会改变。度假的时候可能会被晒黑,但只要注意保养,还会恢复从前的肤色。

# 鸡皮疙瘩是怎么回事？

你应该有过这样的体验，在寒冷的天气里，如果身上穿的衣服较少，不但会冷得打哆嗦，皮肤上还会出现一颗一颗的鸡皮疙瘩。

之所以叫鸡皮疙瘩，是因为这些疙瘩看上去就像去了毛的鸡皮。那么我们为什么会起鸡皮疙瘩呢？是因为寒冷，身体生病了，所以皮肤上才会长出疙瘩来吗？可进了暖和的屋子鸡皮疙瘩又消失了，当感觉很冷的时候，鸡皮疙瘩又出现了，真是太奇怪了！

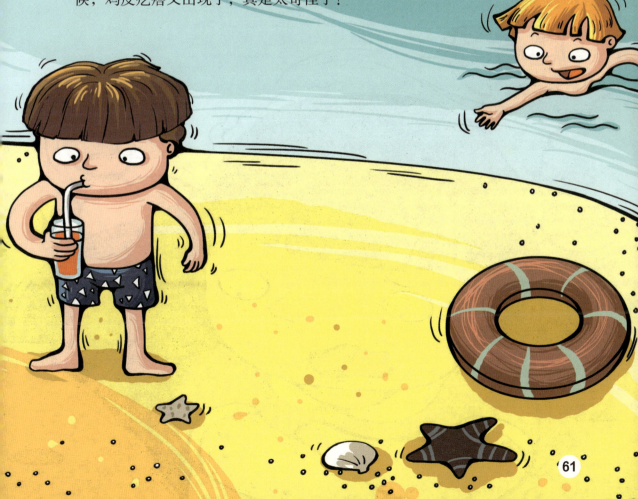

人体的皮肤除了保护我们的内部器官、排出汗液外，还能调节和保持体温。当皮肤感觉到冷的时候，它就会通知大脑，让人感觉到冷，同时大脑会下达命令，让皮肤下的肌肉收缩，毛孔关闭，这个时候皮肤表面就会变得十分紧密，就像一堵墙，阻止体内热量的散失。当肌肉收缩的时候，原本平贴在皮肤下的汗毛被拉动，于是汗毛就直了起来，汗毛周围的皮肤也会跟着隆起，形成一个个小疙瘩。

可别小看了这些鸡皮疙瘩，它是皮肤自卫的一种表现，能减少热量的散失，让我们觉得不那么冷了，同时告诉身体的主人要注意保暖，小心感冒。这个时候人们就应该采取保暖措施，以免身体生病。

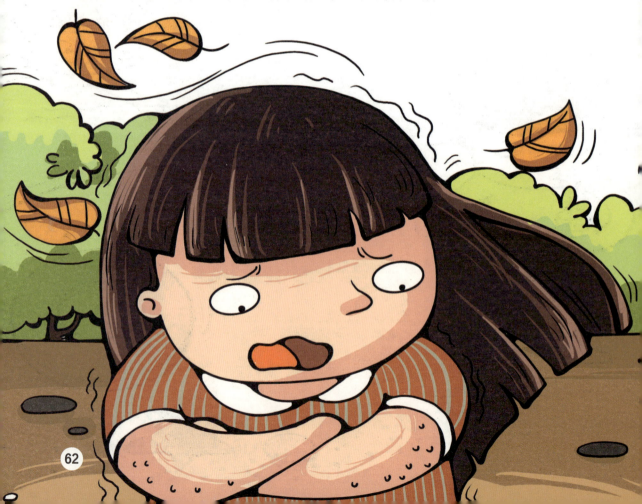

人不光会在感觉到寒冷的时候起鸡皮疙瘩，如果听到刺耳的声音，遇到恐怖的事情，感到紧张、恐惧的时候，毛发会竖起来，身上也会起一层鸡皮疙瘩。

其实，不光人会起鸡皮疙瘩，动物也会，主要是进行自我保护。当猫和狗在恐惧和愤怒时，身上的毛发会直立，这样会使它们显得体形较大，从气势上压制对方。公鸡也是如此，公鸡在打斗时会把脖子部位的羽毛竖起，既有示威的意味，又是由于紧张。

我们的祖先原本全身也是长满长毛的，但在漫长的进化过程中，人的体毛已经退化，但是起鸡皮疙瘩来御寒这一生理功能还是延续保留下来了。

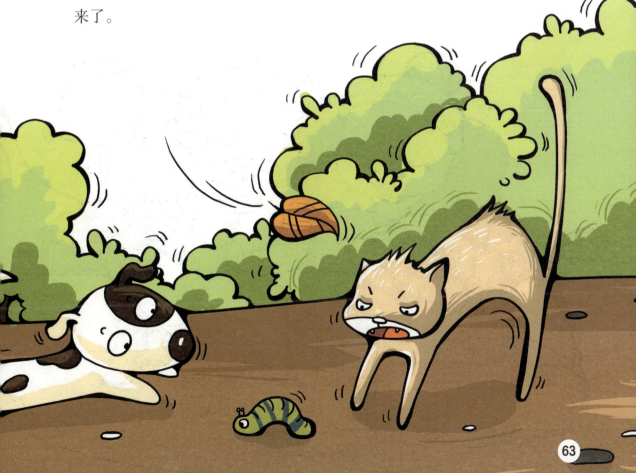

# 为什么人老了会长皱纹？

你知道什么是皱纹吗？皱纹是出现在人脸上的纹路。当人到了一定的年纪，脸上就会长出皱纹，随着年龄越来越大，皱纹也会越来越多，所以你会看到白发苍苍的老爷爷和老奶奶脸上都有很多皱纹。可人老了为什么会长皱纹呢？

我们都知道身体是由细胞构成的，但身体中的细胞并不是一成不变的，它也像人一样有生命周期。身体会不断地长出新的细胞来，这些新的

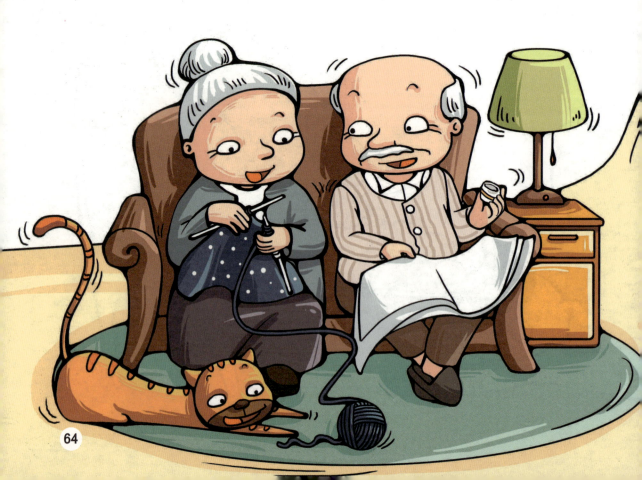

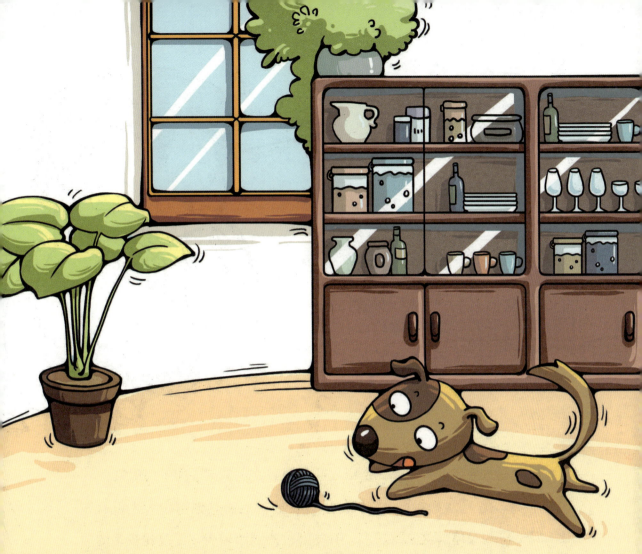

　　细胞就会代替变老的细胞,继续为我们服务。不过,当人老了以后,身体制造细胞的能力会下降,新细胞的数量就少了,身体的功能也就相应变得脆弱了。

　　当人上了年纪,脸上的皮肤细胞更新速度变慢,能让皮肤变得滋润的水分和油脂也相应减少,皮肤变得干燥。另外,由于细胞再生能力下降,死亡的细胞多于新产生的细胞,皮肤缺水,变得松弛,弹性减少,产生皱纹,就像一个失去弹性的气球,拍一下不会立刻还原。

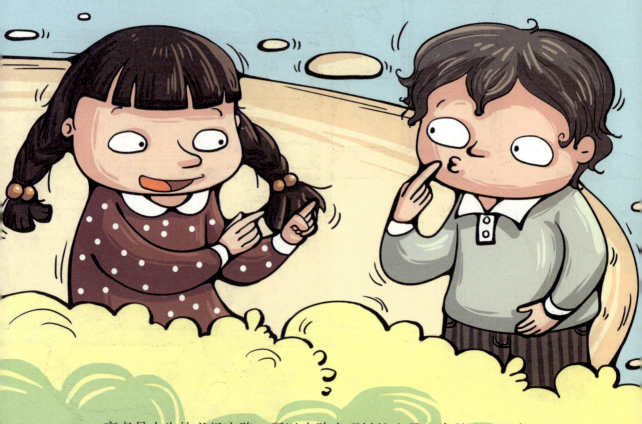

　　衰老是人生的必经之路，所以皮肤出现皱纹也是正常的生理现象。

　　其实，除了脸上会长出皱纹之外，我们身上的其他部位天生就有皱纹，只是有些身体部位皱纹较多，有些部位的皱纹较少。皱纹比较多的地方一般是人体活动比较活跃的地方，如关节。看看你的手指关节处，那里就有很多的皱纹。可你知道我们身上皱纹最多的地方是哪里吗？通常认为，是我们的嘴唇！因为嘴唇总是动个不停，我们既要靠它来吃东西、说话、笑，又要靠它来呼吸，它应该是我们身体很繁忙的一个地方了，所以它的皱纹很多！

# 为什么人的耳朵能听到声音?

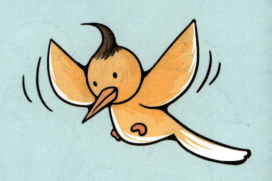

我们可以听到各种声音,如美妙的歌声,小伙伴的笑声,爸爸妈妈的声音。可如果我们去了宇宙,猜猜看,还能听到声音吗?答案是不能,就算一个人站在我们面前大声地喊,我们也听不到。

真的好神奇!为什么我们在地球上就可以听到声音,到了太空却听不到了呢?

这是因为地球上有空气,而太空中没有空气。当物体振动产生声波,声波通过空气传播出去,传入我们的耳朵就是声音。也就是说,我们的耳朵之所以能听到声音,是因为耳朵捕捉到了空气中的声波。

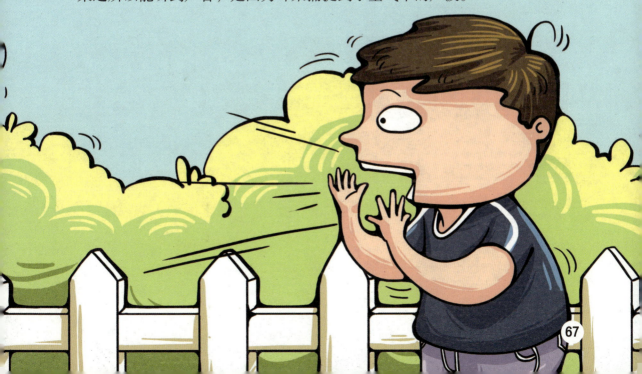

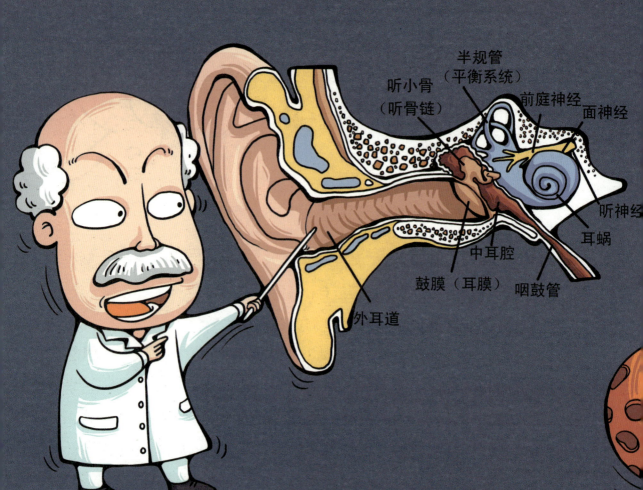

　　我们的耳朵看似简单，其实它的结构复杂得很呢。耳朵显露在外面的部分叫作耳廓，它就像张开的大门一样，接收外面的各种声音。声波从耳廓进入耳道，振动鼓膜，鼓膜是一片紧绷的小皮，声波会使它振动。鼓膜与一个叫作听小骨的部分连接在一起，听小骨是由三块骨头组成的。当鼓膜的振动经由听小骨传播之后，会传入螺旋状的耳蜗内。耳蜗中的细胞接收到传送来的声音振动，就会通过神经把信息传达到脑部。这样，我们也就听到了声音。

声音只能在空气中传播吗？当然不是，声音不仅可以在空气中传播，还可以在液体中和固体中传播。声波在水中的传播速度比在空气中的传播速度要快得多，而在固体中的传播速度要比在水中快得多。比如，一个人站在墙的一侧拍击，另一个人在墙的另一侧，同样能听到声音，这是因为振动产生的声波通过墙壁传递了过来，另一个人才听到了敲击声。

宇航员在太空中又是如何交流的呢？原来，宇航员在太空之中是通过电磁波通信系统来交流的。

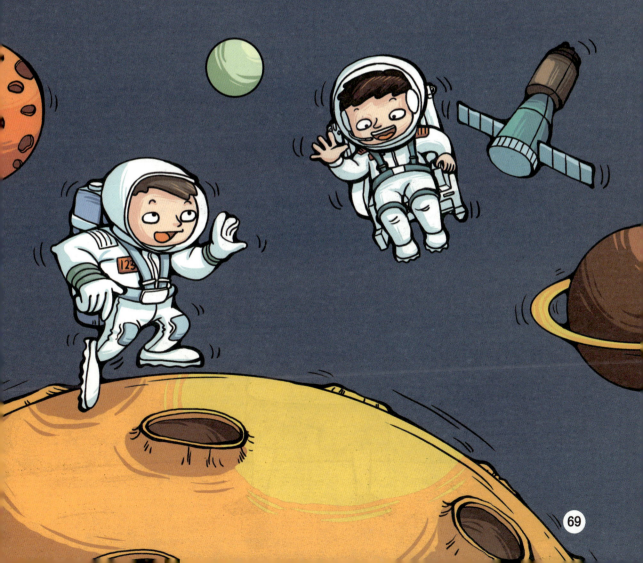

# 眼睛是怎么看到东西的?

人们常说"眼睛是心灵之窗",因为我们有眼睛才能看到爸爸妈妈,看到美丽的花朵、绿油油的小草……一旦没有了眼睛,我们的世界就会陷入一片黑暗之中。眼睛对我们来说是如此重要,那我们是怎么看到东西的呢?

在我们眼球的最外面,是一层无色透明的角膜,就像照相机的镜头。照相机的镜头需要人工时常擦拭保持干净,但角膜不用,因为它有天生的

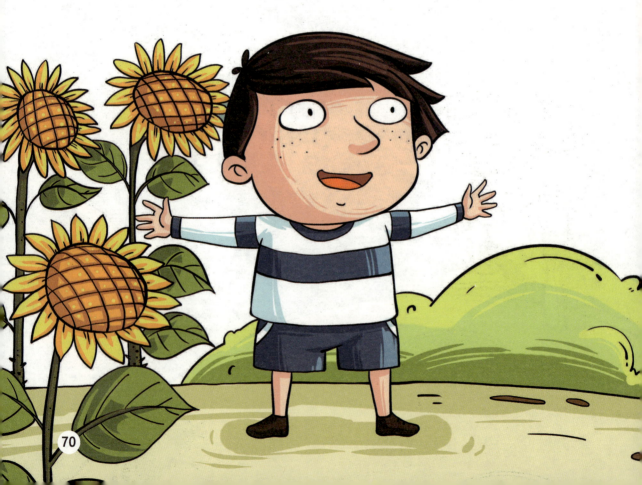

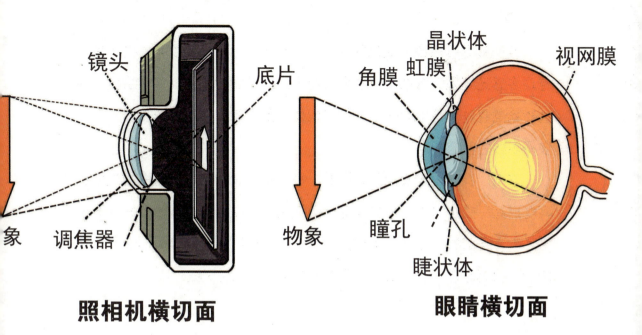

**照相机横切面** **眼睛横切面**

清洁剂——眼泪。眼睛中的泪腺会分泌眼泪来润湿眼睛,所以角膜可以一直保持着水汪汪的状态,让我们时时刻刻能看清这个世界。

在眼球的中间有一个圆圆的小孔,叫作瞳孔,物体上的光和色彩都是通过瞳孔进入眼球内部的视网膜上的。瞳孔就像照相机一样能大能小,可以根据光线的敏感来随时调整。如果光线太过强烈,瞳孔就会慢慢地缩小,挡住过多的亮光;如果光线太弱,瞳孔就会慢慢地放大,让光线尽可能多地照进来。所以,当我们看到明亮的东西时,瞳孔就会变小;天黑了,瞳孔就会变大。

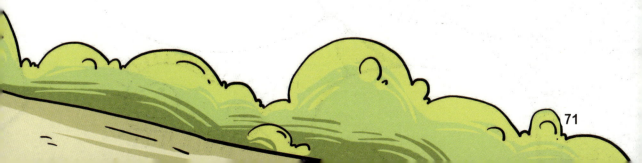

视网膜是眼睛最后成像的部位，类似于照相机中的胶卷。视网膜上有许多感光细胞，当光线照进来时会形成一种刺激信号，感光细胞会将这种刺激通过眼睛中的视神经传递到我们的大脑中，这样我们就能看到多姿多彩的世界了。

平时，我们一定要保护好眼睛。每天做眼保健操，看电视的时候要离电视远一些。另外，许多人都有揉眼睛的习惯，这个习惯可是要不得的。因为我们的手上有许多细菌。当用手揉眼睛时，容易把细菌带入眼睛中，引起感染，所以以后千万不要再用手揉眼睛了噢！

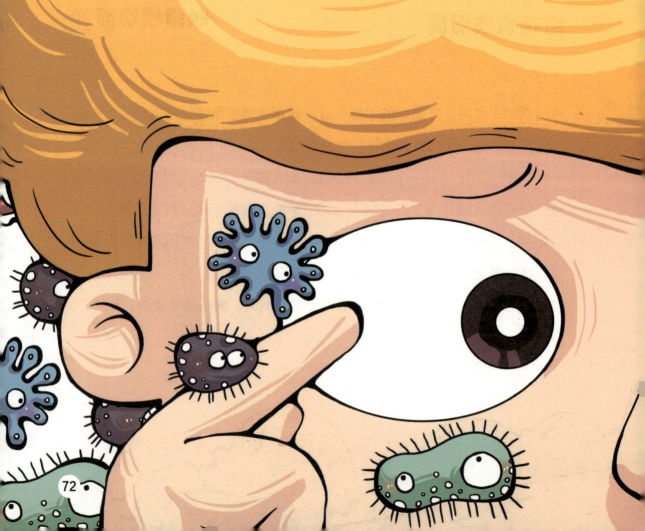

# 为什么有的人不能分辨颜色呢？

看电视的时候，我们会看到五颜六色的画面；出去玩的时候，我们可以看到蓝蓝的天空、美丽的鲜花、绿油油的小草、红色的气球……有的人却不是如此，他辨不清红色或者绿色，还有人辨不出更多的颜色，看彩色电视的时候像是看黑白电视。

我们的眼睛都是一样的，为什么他们就分辨不出颜色来呢？医学上将这种现象称为色盲。

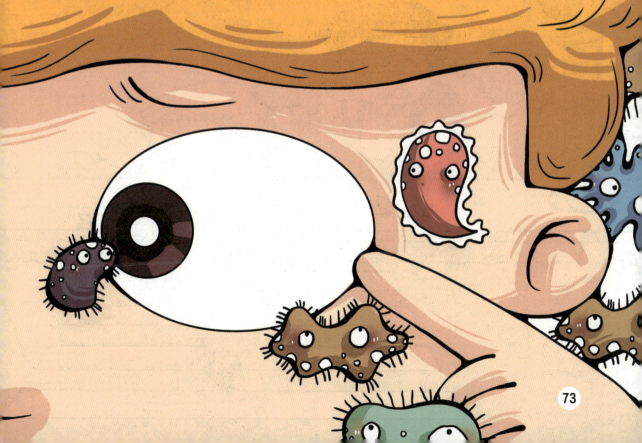

颜色虽然千变万化，但都离不开红、绿、蓝这三种基本色，所有颜色都是由红、绿、蓝三种颜色按照不同的比例混合而成。在我们眼睛的视网膜中，长有一种"视锥细胞"，它对红、绿、蓝这三种颜色有着特殊的感觉能力，所以我们的眼睛就能分辨出各种颜色，看到五颜六色的事物。可如果人的视锥细胞受到损伤或发育不全，这个人就会分辨不出某些颜色。如果视锥细胞不能辨别红色，就叫"红色盲"；不能辨别绿色，就叫"绿色盲"；不能分辨出红绿两种颜色，就叫"红绿色盲"；不能分辨出蓝颜色，就叫作"蓝色盲"；如果三种颜色都分辨不出来，就是全色盲了，他所看到的一切都是黑、白、灰三种颜色。

那色盲又是怎么发生的呢？目前医学上还没有完全研究出来，大多数人认为与遗传有关。如果爸爸妈妈一方是色盲，他们的孩子就可能是色盲。还有的色盲是视神经或视网膜生病所致，但这样的情况发生的概率较小。

在色盲的发生概率上，男生远远多过女生。患有色盲的人，在工作上会有所限制，比如汽车驾驶员，他们要辨别红绿灯，如果是色盲就辨别不出红绿灯而会发生交通事故。另外，如军事、美术、印染、纺织、化学、医学、药学等工作，因为这些工作也需要辨别颜色，所以也不适合患有色盲的人。

你会问色盲就不能治好吗？由于色盲发生的原因还不清楚，所以现在还没有有效的治疗办法。

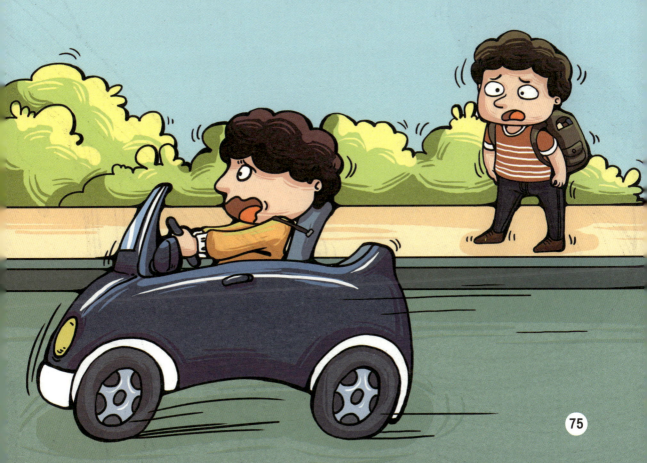

# 人为什么会长眉毛？

在有关神话传说的电视剧中，有时会看到长着长长眉毛的神仙，眉毛就是他们的武器，只要一抖，就能像绳子一样捆住别人。我们的眉毛真的能长那么长吗？

虽然眉毛和头发一样会生长，但我们的眉毛是不可能长得像电视剧里那么长的。这是因为眉毛的生长周期比头发短，而且生长缓慢，长到三四个月的时候就会掉落，再长出新的来，所以我们的眉毛都是短短的。

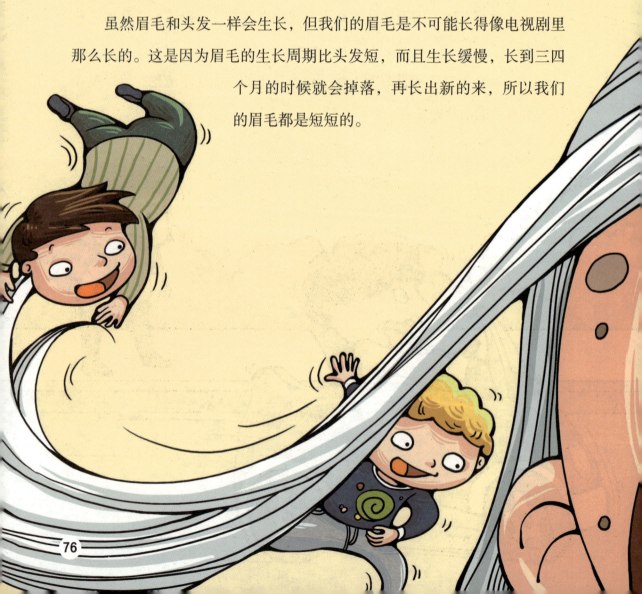

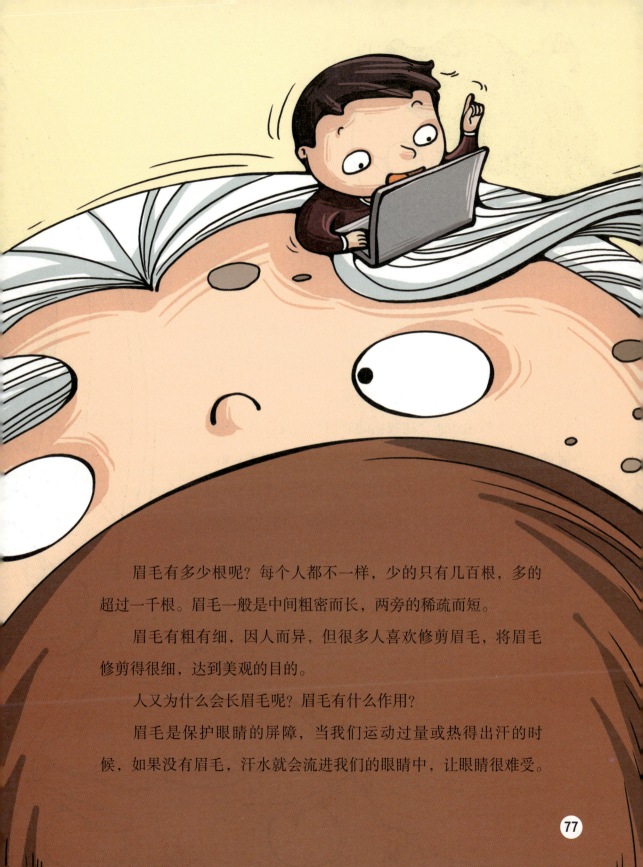

眉毛有多少根呢？每个人都不一样，少的只有几百根，多的超过一千根。眉毛一般是中间粗密而长，两旁的稀疏而短。

眉毛有粗有细，因人而异，但很多人喜欢修剪眉毛，将眉毛修剪得很细，达到美观的目的。

人又为什么会长眉毛呢？眉毛有什么作用？

眉毛是保护眼睛的屏障，当我们运动过量或热得出汗的时候，如果没有眉毛，汗水就会流进我们的眼睛中，让眼睛很难受。

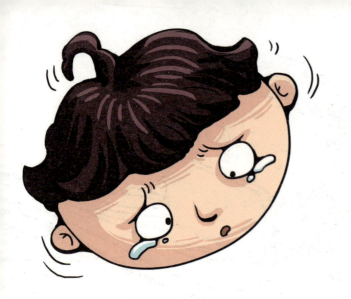

　　而有了眉毛，就能替我们挡住汗水，让汗水顺着眉毛两侧滴落或流下。另外，刮风时，眉毛可以阻挡灰尘；下雨时，眉毛还可以阻挡雨水流进眼睛里。

　　此外，眉毛还能表达我们的感情。当我们遇到挫折的时候，就会说愁眉不展，是因为眉头总会皱起来；如果事情得到解决，我们又会说眉开眼笑，因为心情好了，眉毛也就不皱了，舒展开了。如果遇到好事，我们还会形容喜上眉梢；一个人成功了，会说这个人扬眉吐气了。你看，眉毛能为我们传递出这么多的感情，如果没有了眉毛，那么我们的表情就不生动了。

# 鼻孔中的鼻毛有什么作用?

嘴巴和鼻子都可以呼吸空气,它们的差别就在于有没有异物防御系统。嘴巴直接呼吸的空气,没有经过过滤,含有细菌病毒,会让身体直接遭到攻击。鼻子却不一样了,它能过滤细菌病毒,让鼻子拥有防御能力的"功臣"便是鼻毛。

鼻毛是一种特殊的毛发,生长在鼻腔黏膜上,就像呼吸道大门的哨兵,担负着阻拦灰尘、细菌进入体内的使命。对于进入鼻腔的任何微小的灰尘,鼻毛都能黏住,让它们不能进入人体内。而被鼻毛阻挡住的灰尘、细菌会由鼻腔黏膜分泌出来的黏液黏住,形成鼻涕被排出体外。

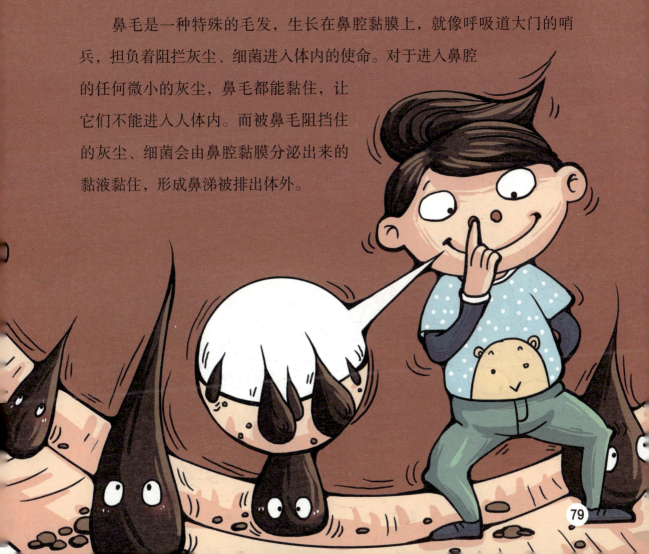

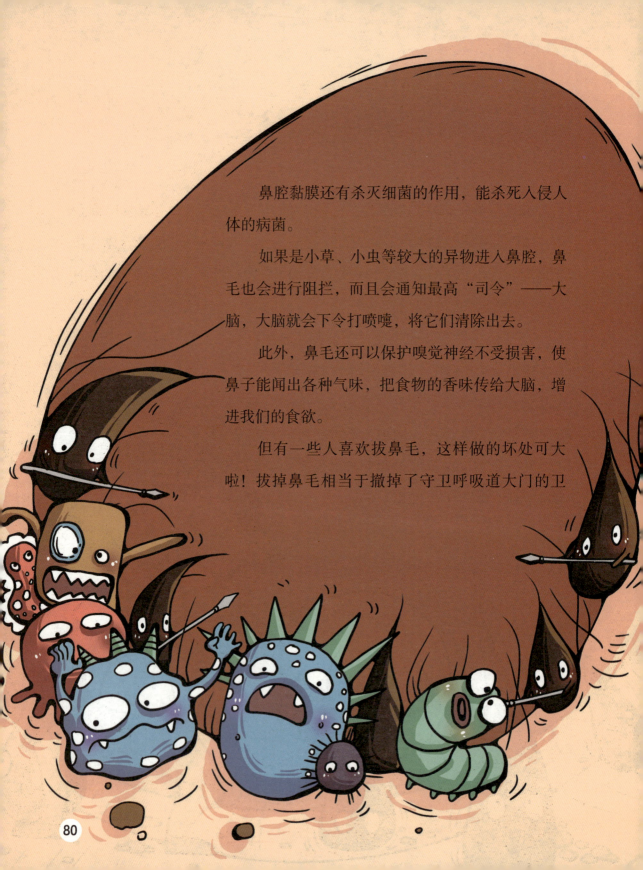

鼻腔黏膜还有杀灭细菌的作用,能杀死入侵人体的病菌。

如果是小草、小虫等较大的异物进入鼻腔,鼻毛也会进行阻拦,而且会通知最高"司令"——大脑,大脑就会下令打喷嚏,将它们清除出去。

此外,鼻毛还可以保护嗅觉神经不受损害,使鼻子能闻出各种气味,把食物的香味传给大脑,增进我们的食欲。

但有一些人喜欢拔鼻毛,这样做的坏处可大啦!拔掉鼻毛相当于撤掉了守卫呼吸道大门的卫

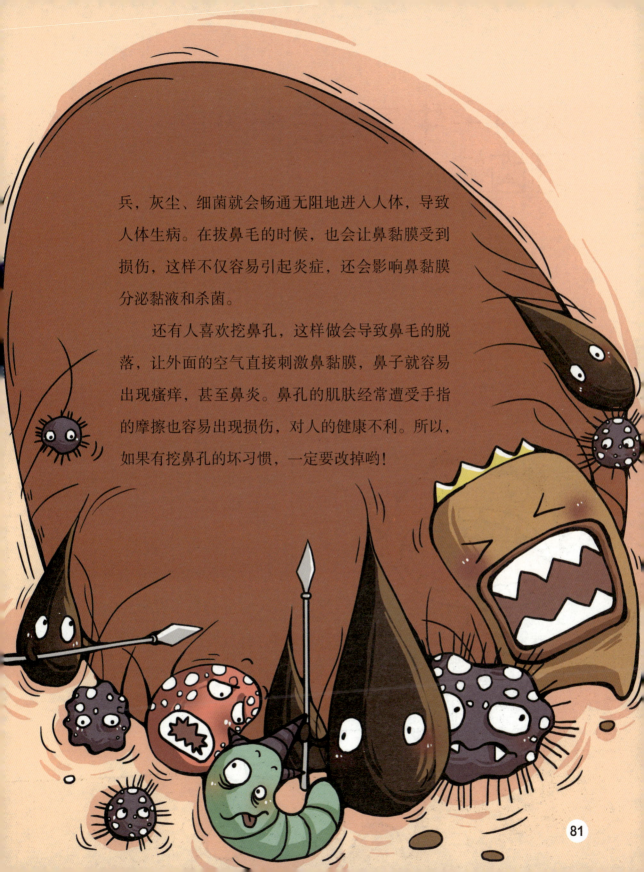

兵，灰尘、细菌就会畅通无阻地进入人体，导致人体生病。在拔鼻毛的时候，也会让鼻黏膜受到损伤，这样不仅容易引起炎症，还会影响鼻黏膜分泌黏液和杀菌。

还有人喜欢挖鼻孔，这样做会导致鼻毛的脱落，让外面的空气直接刺激鼻黏膜，鼻子就容易出现瘙痒，甚至鼻炎。鼻孔的肌肤经常遭受手指的摩擦也容易出现损伤，对人的健康不利。所以，如果有挖鼻孔的坏习惯，一定要改掉哟！

# 人的一生怎么会长两副牙齿呢?

大多数的器官组织在我们还在妈妈的肚子里的时候就已经长好了,而且都只有一副,一生都不会更换。唯独牙齿不一样,我们的一生中会长两副牙齿。

第一副牙齿叫作乳牙,大多数的宝宝会在出生后6个月开始长乳牙,因为是在吃奶的时候长出的,所以叫作乳牙。乳牙有20颗,都长得很小,且不耐磨。

第二副牙齿叫作恒牙,孩子长到6岁的时候开始掉牙,长出恒牙。恒牙较之乳牙,更加结实耐磨。恒牙一般比较大,数目在28～32颗。

乳牙与恒牙的功能并不完全相同,乳牙除了帮助孩子咀嚼食物外,还能刺激牙床骨发育,引导恒牙的生长,而恒牙更适合人们咀嚼食物。

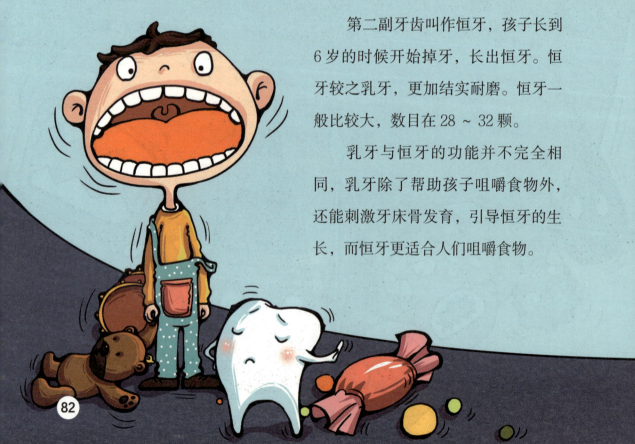

可为什么一定要长两副牙齿，不能直接长出恒牙呢？这是因为我们的牙床骨有个发育的过程，在我们还是幼儿时，牙床骨过于娇弱，无法让恒牙立足。但进入六七岁时，牙床骨开始发育成熟，如果还是那些乳牙，牙床骨就填不满，难以完成正常的咀嚼。所以，我们就会长出一副恒牙来。

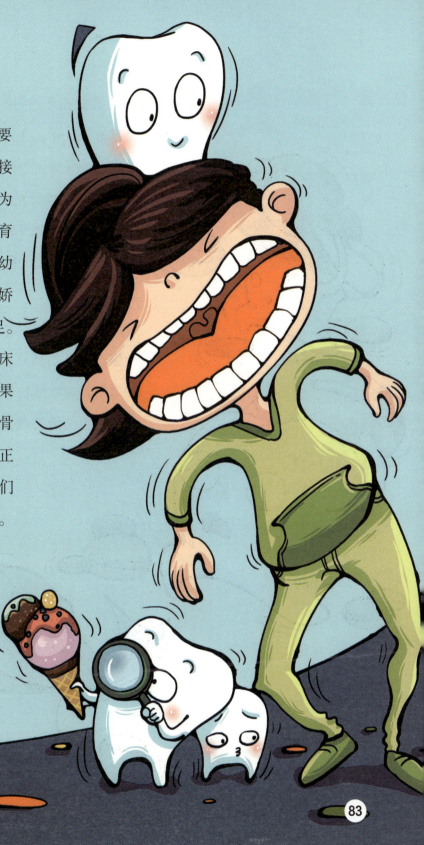

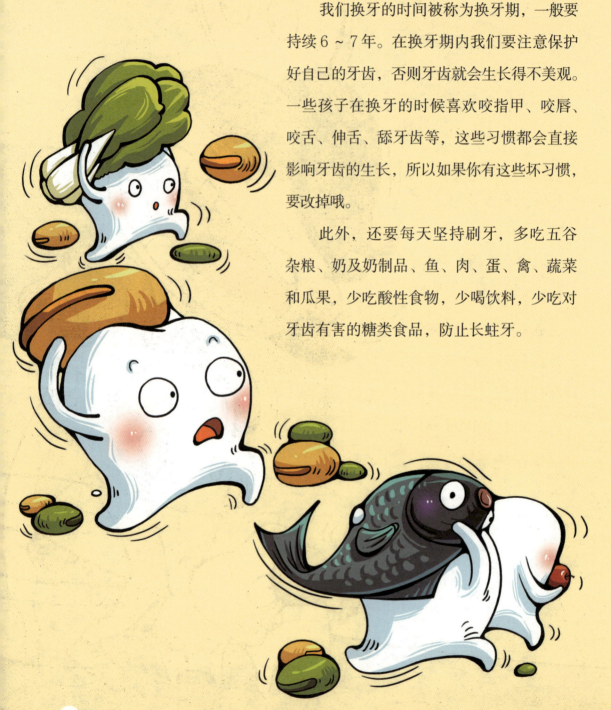

我们换牙的时间被称为换牙期，一般要持续6～7年。在换牙期内我们要注意保护好自己的牙齿，否则牙齿就会生长得不美观。一些孩子在换牙的时候喜欢咬指甲、咬唇、咬舌、伸舌、舔牙齿等，这些习惯都会直接影响牙齿的生长，所以如果你有这些坏习惯，要改掉哦。

此外，还要每天坚持刷牙，多吃五谷杂粮、奶及奶制品、鱼、肉、蛋、禽、蔬菜和瓜果，少吃酸性食物，少喝饮料，少吃对牙齿有害的糖类食品，防止长蛀牙。

# 为什么有的人会长虎牙呢？

有的人一笑就会露出两颗尖尖的虎牙，显得很可爱，可自己照镜子却没有发现虎牙。为什么有的人有虎牙，有的人没有呢？

虎牙又叫犬齿，是我们牙齿上颌的两颗单尖牙，一般位于门牙左右数第二颗，在孩子十二三岁的时候向外龇出，因为很像老虎的尖锐牙齿，所以叫"虎牙"。

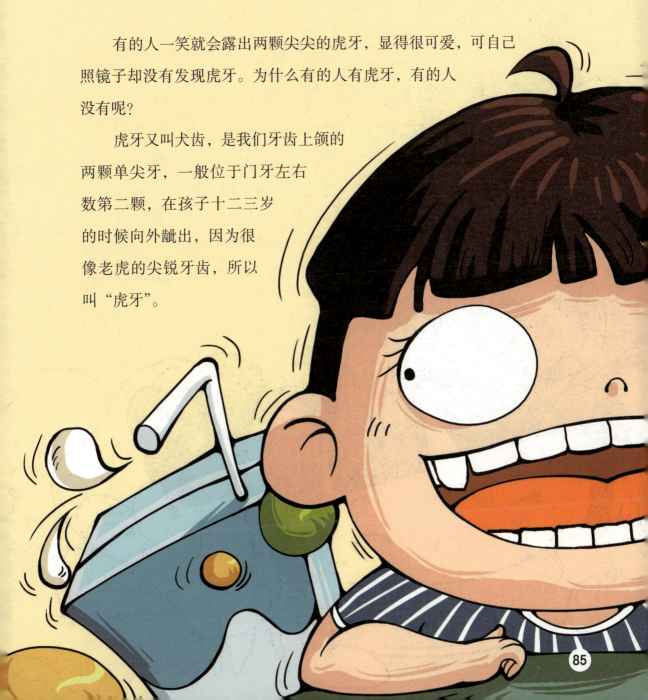

虎牙并不是某些人才有的特殊牙齿,它其实是被压迫的牙齿。是孩子在换牙期乳牙还没来得及脱落,牙床里的恒牙就长了出来,这时的牙齿生长就会受阻,最终向外龇出,形成虎牙。

有的孩子长虎牙,家长会嫌难看,所以就去医院给孩子拔掉,这其实是不对的。虎牙一般比较粗壮,牙根长得也比较深,能够帮助撕裂食物。而且它们抵抗病菌的能力较强,不易发生蛀牙,是牙齿中的"老寿星"。如果拔掉它们,孩子的口角和鼻翼就显得往下塌,表情呆板。所以为了孩子的口腔健康和容貌端正,尽量不要拔掉虎牙。

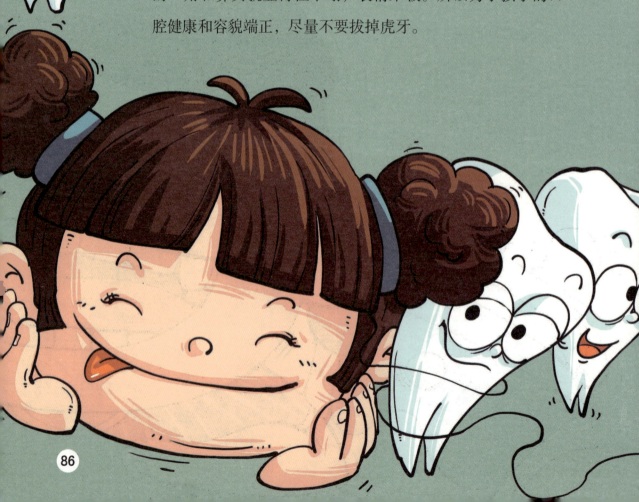

# 为什么手比脚要灵活呢？

手可以弹奏出美丽的曲子，手可以写出漂亮的字，手可以使用工具制造出各种神奇的事物，手可以翻书……手的妙处真是多得数不胜数啊！它也是我们的万能工具，时时刻刻都要用到它，当听到夸奖时也是说"你的手真巧啊"。相比之下，我们的脚却笨拙很多，同样是有五个指头，为什么脚就不能像手一样灵活呢？如果脚也能用来写字，使用工具该多好，当我们两只手忙不过来的时候就可以用到脚了，会是多么方便的事情啊！

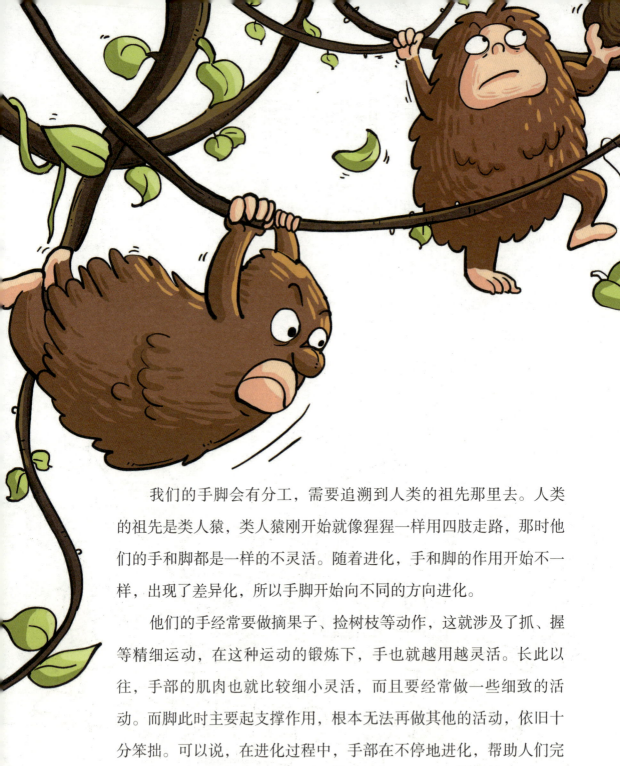

　　我们的手脚会有分工，需要追溯到人类的祖先那里去。人类的祖先是类人猿，类人猿刚开始就像猩猩一样用四肢走路，那时他们的手和脚都是一样的不灵活。随着进化，手和脚的作用开始不一样，出现了差异化，所以手脚开始向不同的方向进化。

　　他们的手经常要做摘果子、捡树枝等动作，这就涉及了抓、握等精细运动，在这种运动的锻炼下，手也就越用越灵活。长此以往，手部的肌肉也就比较细小灵活，而且要经常做一些细致的活动。而脚此时主要起支撑作用，根本无法再做其他的活动，依旧十分笨拙。可以说，在进化过程中，手部在不停地进化，帮助人们完成更多的动作,而脚却是向着支撑身体的方向进化,作用单一,从灵活的角度看,脚也就落后于手了。

另外,我们的拇指可以摸到其他的四指,在科学上被称为对掌运动,是我们拿东西的基础,所以我们能很容易地拿起东西。但若是用脚来完成这个动作,则是非常困难的。

我们的大脑控制着身体的一切活动,手和脚更是直接听从大脑的指令。因为手部要完成各种高难度的动作,自然会受到大脑更多的"照顾",这也是手比脚灵活的原因。

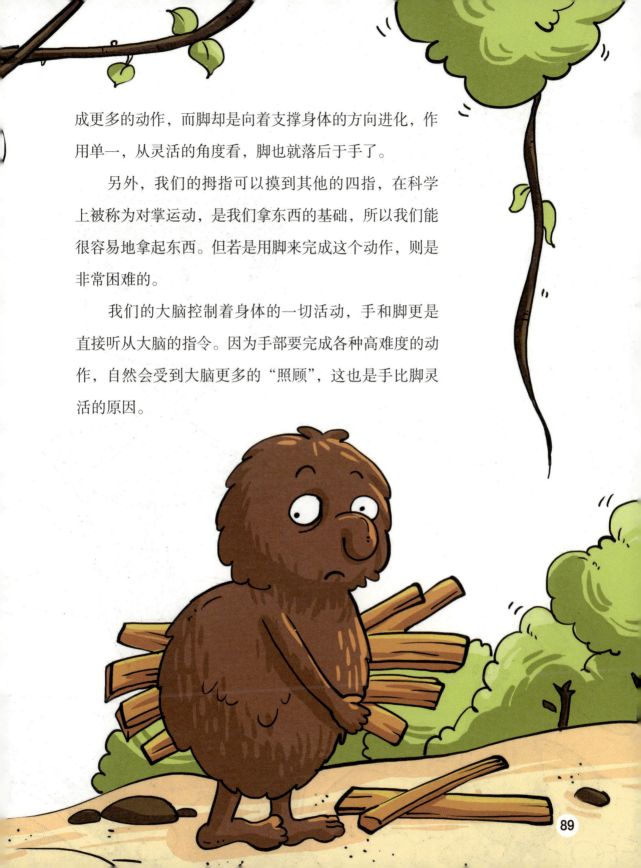

# 走路时为什么手臂会前后摆动呢?

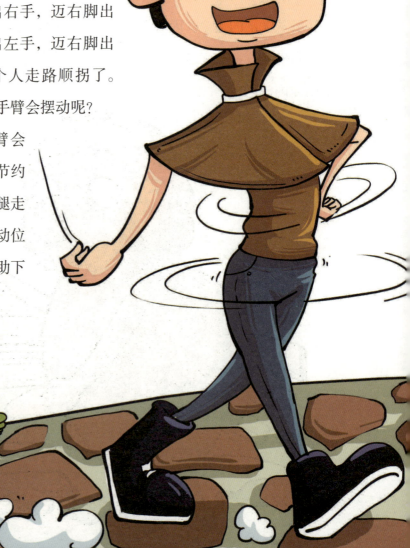

当我们走路的时候，手臂总会不自觉地随着步子前后摆动，而且是十分有规律地摆动，迈左脚出右手，迈右脚出左手。可如果迈左脚出左手，迈右脚出右手，我们就会说这个人走路顺拐了。为什么我们走路的时候手臂会摆动呢？

有人说我们的手臂会随着步伐摆动，是为了节约身体能量。他们认为双腿走路是为了让身体向前移动位置，而手臂摆动可以协助下肢，可能会节约身体的能量。但有人做过实验，将一个人的手臂用绳子绑住，这个人走路的时候，手臂的肌肉还是会收缩。这个结果说明，不管手臂会不会摆动，都不能节约我们走路的时候消耗的能量。

还有人认为，我们走路的时候，头是向前的，眼睛是探路的，但当腿前后交叉迈步的时候，与下肢相连的臀部也会相应地转动，臀部又会带动我们的上身转动和脑袋转动，这样造成的结果就是我们的身体会随着双腿的行走而左右摆动，脑袋也会左右摆动，我们的头也就不能保持向前的方向了。但手臂也跟着摆动，就可以平衡身体的这种摆动，让身体向前，保持身体的平衡，脑袋也就一直朝前。但根据科学家测定，我们走路的时候，就算手臂不摆动，身体会随着左右腿转动，但传达到脑袋的时候，影响会很小，一点都不会影响到头部向前。

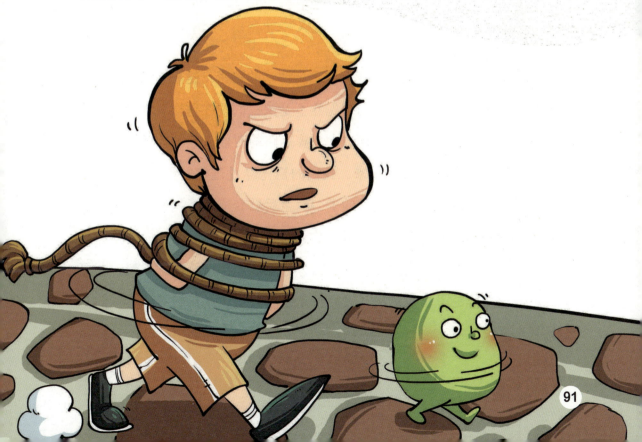

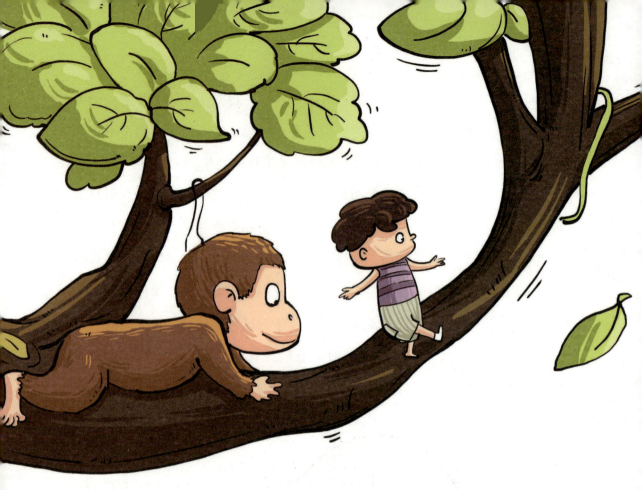

　　后来，科学家终于发现了我们的手脚摆动的秘密，这要追溯到我们的祖先。在很早很早以前，我们的祖先并不是像我们现在这样直立行走，而是用四肢行走，就像大猩猩一样。大猩猩走路的时候，它的前腿和后腿是交替挪动的，十分有规律。后来，我们的祖先经过进化，利用前肢做事，后肢走路，两条前肢变成了我们的手，两条后肢变成了我们的腿。祖先留给我们的习惯却没有改变，迈左腿，向前摆右胳膊；迈右腿，向前摆左胳膊。这样，走起路来，人们才感到轻松、舒服，避免身体左右摇晃，还可以保持我们身体的平衡。所以，人们在走路的时候，两只胳膊总是一前一后地摆来摆去。

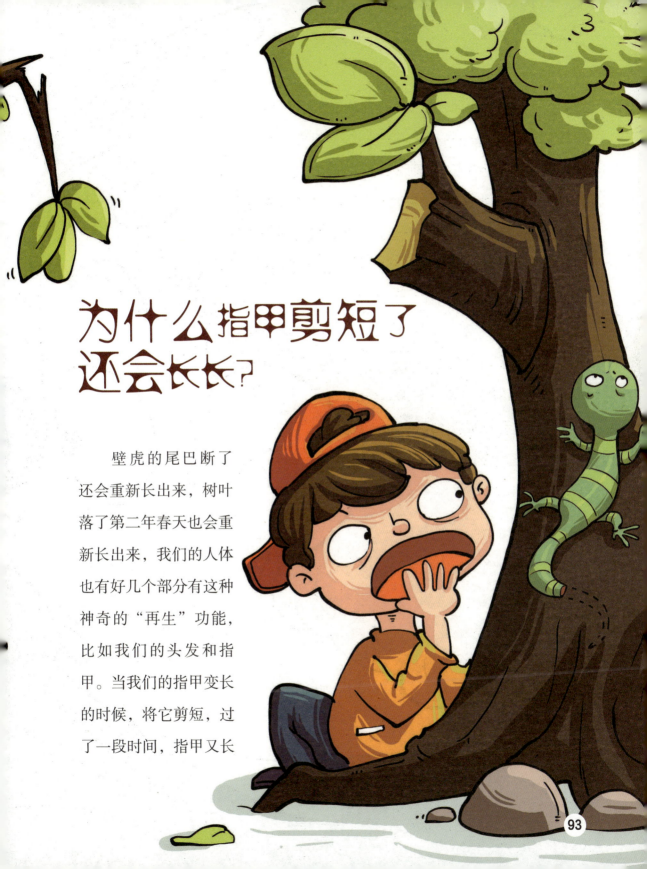

# 为什么指甲剪短了还会长长？

壁虎的尾巴断了还会重新长出来，树叶落了第二年春天也会重新长出来，我们的人体也有好几个部分有这种神奇的"再生"功能，比如我们的头发和指甲。当我们的指甲变长的时候，将它剪短，过了一段时间，指甲又长

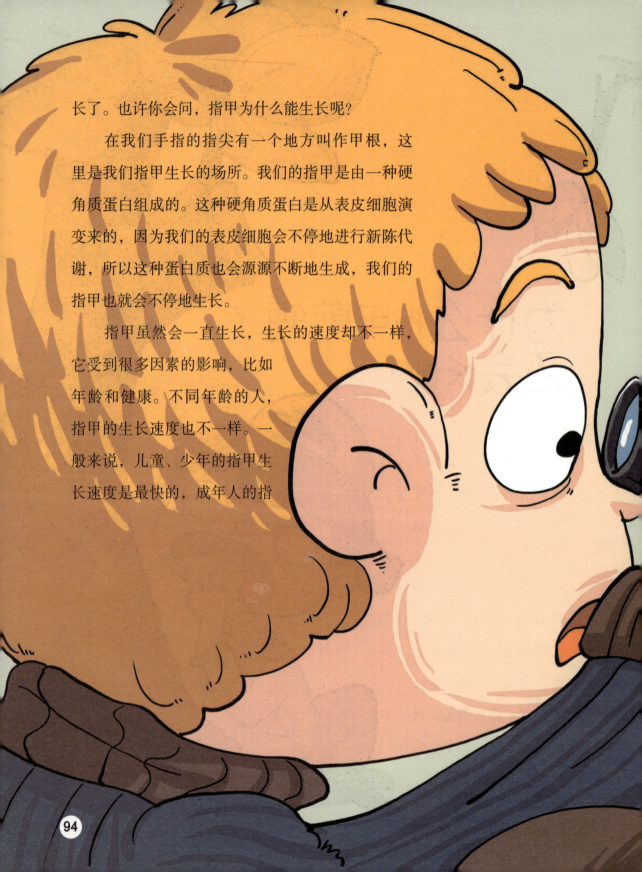

长了。也许你会问,指甲为什么能生长呢?

在我们手指的指尖有一个地方叫作甲根,这里是我们指甲生长的场所。我们的指甲是由一种硬角质蛋白组成的。这种硬角质蛋白是从表皮细胞演变来的,因为我们的表皮细胞会不停地进行新陈代谢,所以这种蛋白质也会源源不断地生成,我们的指甲也就会不停地生长。

指甲虽然会一直生长,生长的速度却不一样,它受到很多因素的影响,比如年龄和健康。不同年龄的人,指甲的生长速度也不一样。一般来说,儿童、少年的指甲生长速度是最快的,成年人的指甲生长速度略慢，老年人的指甲生长速度最慢。这是因为儿童、少年的新陈代谢旺盛，成年人的新陈代谢比较恒定，老年人的新陈代谢缓慢。如果一个人生病了，新陈代谢受到干扰，指甲的生长速度也会变慢。此外，如果一个人喜欢咬指甲，还有用手和指甲工作多的人，比如理发师，因为他们的指甲受到不断地摩擦刺激，生长的速度就比较快。

你知道我们剪指甲的时候，为什么一点儿都不感觉疼吗？这是因为我们的指甲上没有神经细胞。

虽然剪指甲不疼，但我们也要保护好指甲，不要烧伤、烫伤，不然，指甲就不会再长出来了。在保护指甲的同时，我们还要讲卫生，不要让指甲缝里存有脏东西，不然我们就容易生病。

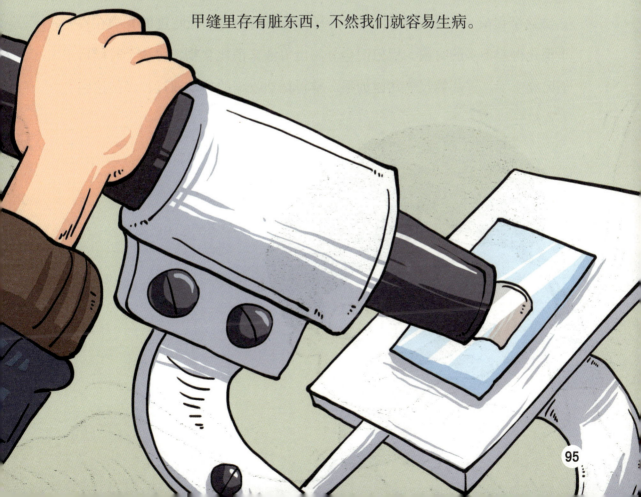

# 肚子饿的时候怎么还会发出"咕咕"的叫声?

当我们感到饥饿的时候,一开始只是感觉上腹部有不舒服和空虚的感觉,但如果饿得厉害了,肚子就会发出"咕咕"的声音,如同闷雷一样。就像我们的肚子里住着什么人,等到我们饿的时候,他就会悄悄告诉我们该吃饭了。为什么我们饥饿的时候,肚子就会发出声音呢?

这个提醒我们该吃饭的"人",其实是我们的胃。当吃进的食物在胃里消化得差不多的时候,胃依旧会分泌出胃液来消化食物,可这个时候胃里已经空了,胃部的收缩功能加强。空胃猛烈收缩的冲动通过神经传达到

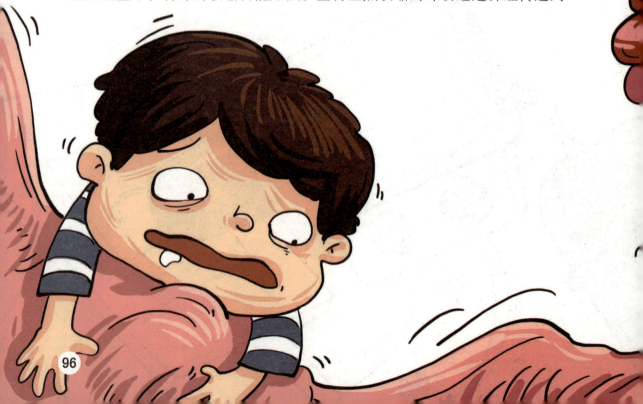

了大脑，就引起了饥饿的感觉。医学上将这种猛烈的胃收缩运动称为饥饿收缩。

当胃进行饥饿收缩的时候，胃内的液体和我们吞咽进去的气体就会一会儿被挤向左边，一会儿又被挤到右边，所以我们会听到肚子发出"咕咕"的声音。

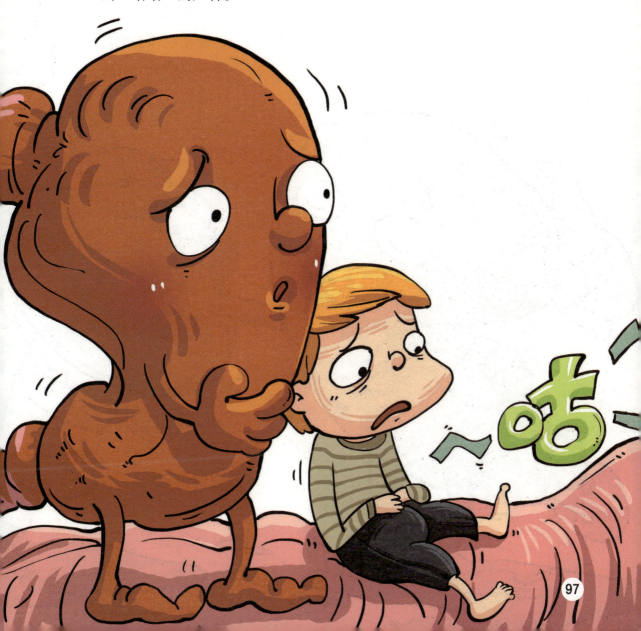

但有时，我们感觉饿的时候没有吃东西，等到饿过了头，再吃东西反而没有了胃口，这又是为什么呢？

这是因为胃的饥饿收缩是有一定周期性的。在感觉饥饿的时候，胃的强烈收缩只会延续半个小时左右，随后就进入了平静期，有的时候时间会长些，半小时到一小时之间，胃部的收缩停止了，饥饿的感觉自然也就没有了。也就是说，当我们感到饿的时候，食欲大多数会同时发生，肚子饿的时候就想吃东西。如果太饿了，一般都不会挑食，随便吃什么都可以。但一般饥饿感消失的时候，食欲也会消失。所以等到饿过头以后，反而吃不下东西了。

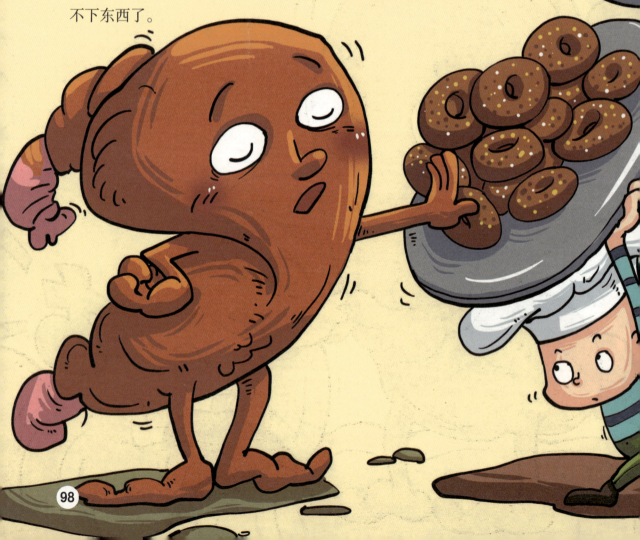

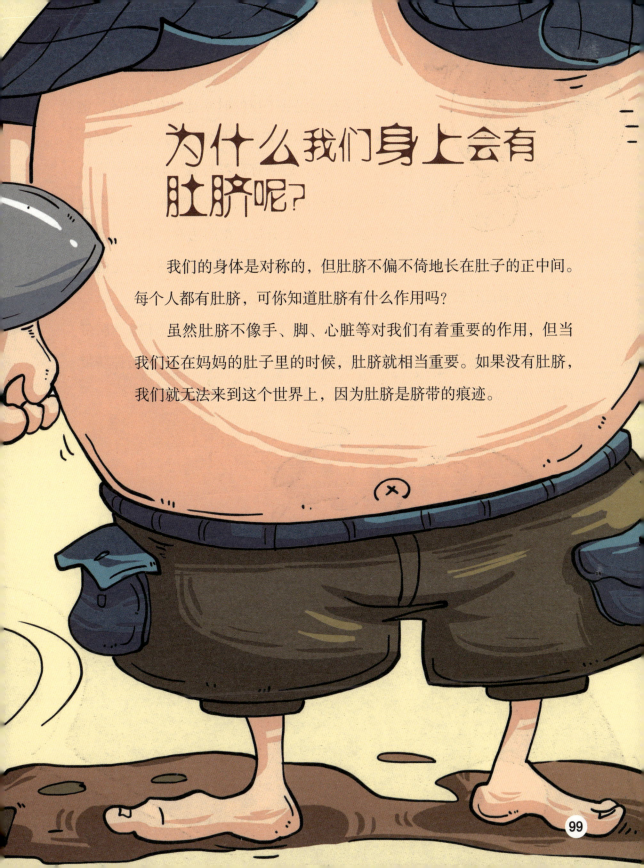

# 为什么我们身上会有肚脐呢？

我们的身体是对称的，但肚脐不偏不倚地长在肚子的正中间。每个人都有肚脐，可你知道肚脐有什么作用吗？

虽然肚脐不像手、脚、心脏等对我们有着重要的作用，但当我们还在妈妈的肚子里的时候，肚脐就相当重要。如果没有肚脐，我们就无法来到这个世界上，因为肚脐是脐带的痕迹。

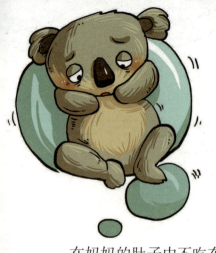

宝宝在妈妈肚子里的时候是没有肚脐的，宝宝既不呼吸也不吃东西，所需要的营养和氧气，都来自妈妈身体内含有营养与氧气的血液。而给宝宝输送这些血液的是宝宝与妈妈相连的一条管子，这条管子就是脐带。正因为有了脐带，宝宝在妈妈的肚子中不吃东西也能一天天长大。当然宝宝新陈代谢所产生的废弃物也是通过脐带排出的，再由妈妈的循环系统排出体外。

当宝宝出生以后，他就能自己呼吸和摄取营养了，也就不需要脐带了。所以医生会在宝宝出生后，将脐带剪断。几天后，宝宝身上剪掉脐带的伤口所结的痂掉了，就会留下痕迹，这痕迹就是肚脐了。

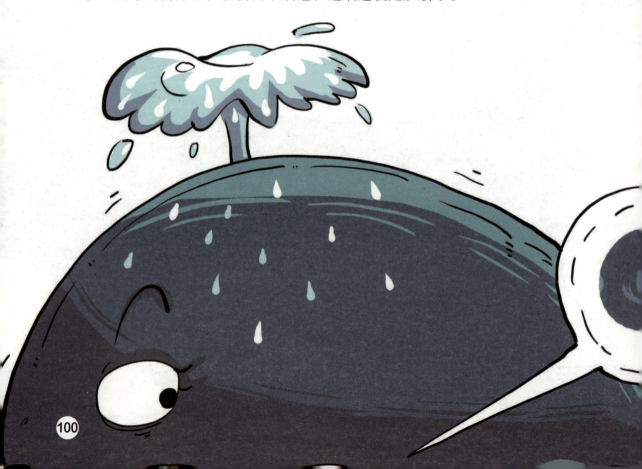

虽然肚脐在我们出生后就会失去作用，但如果肚脐招风了，我们就容易受凉，甚至会腹泻。所以平时要注意保护好我们的肚脐，不要随意抠肚脐，那样容易造成皮肤受伤而引起细菌感染，就可能导致身体生病。

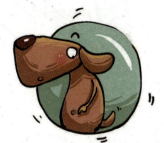

其实，不止我们人类有肚脐，其他的哺乳动物也有肚脐，比如猫、狗。但猫、狗的肚脐不像我们的肚脐一样凹下去一个大孔，只是一个小小的凹陷，不过位置倒是和我们的差不多。还有大鲸鱼，因为鲸鱼也是哺乳类动物，所以鲸鱼也有肚脐呢。

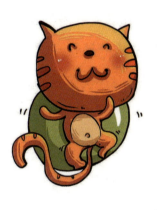

但袋鼠和树袋熊，它们就没有肚脐，因为它们是在妈妈的育儿袋里长大的，并不需要通过脐带吸收营养。袋鼠和树袋熊的育儿袋其实和其他哺乳类动物的子宫作用是一样的哦！

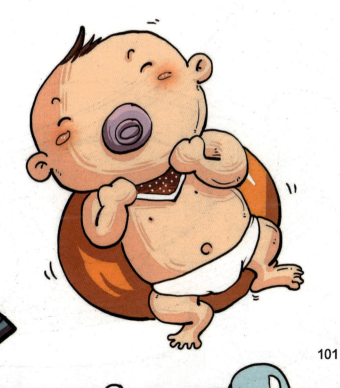

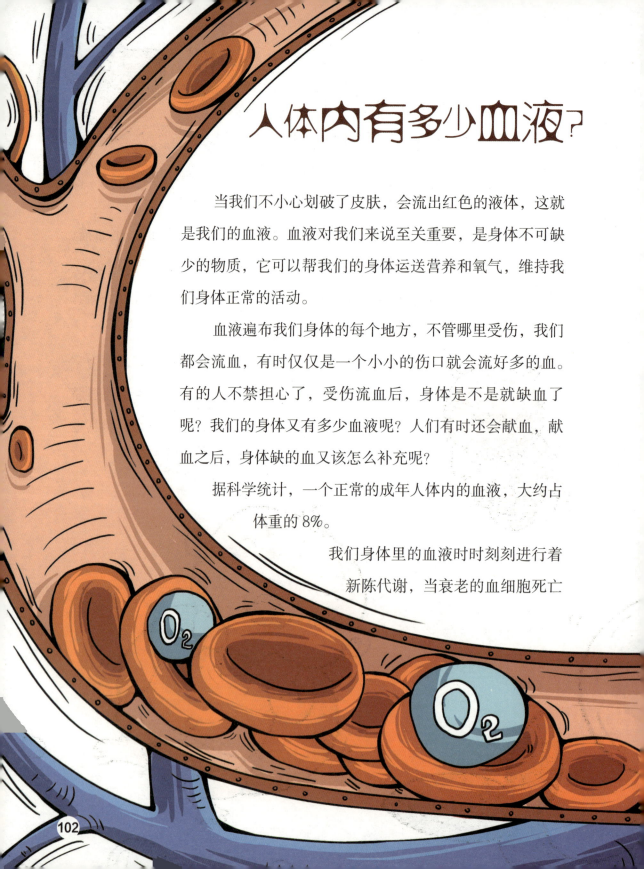

# 人体内有多少血液？

当我们不小心划破了皮肤，会流出红色的液体，这就是我们的血液。血液对我们来说至关重要，是身体不可缺少的物质，它可以帮我们的身体运送营养和氧气，维持我们身体正常的活动。

血液遍布我们身体的每个地方，不管哪里受伤，我们都会流血，有时仅仅是一个小小的伤口就会流好多的血。有的人不禁担心了，受伤流血后，身体是不是就缺血了呢？我们的身体又有多少血液呢？人们有时还会献血，献血之后，身体缺的血又该怎么补充呢？

据科学统计，一个正常的成年人体内的血液，大约占体重的8%。

我们身体里的血液时时刻刻进行着新陈代谢，当衰老的血细胞死亡

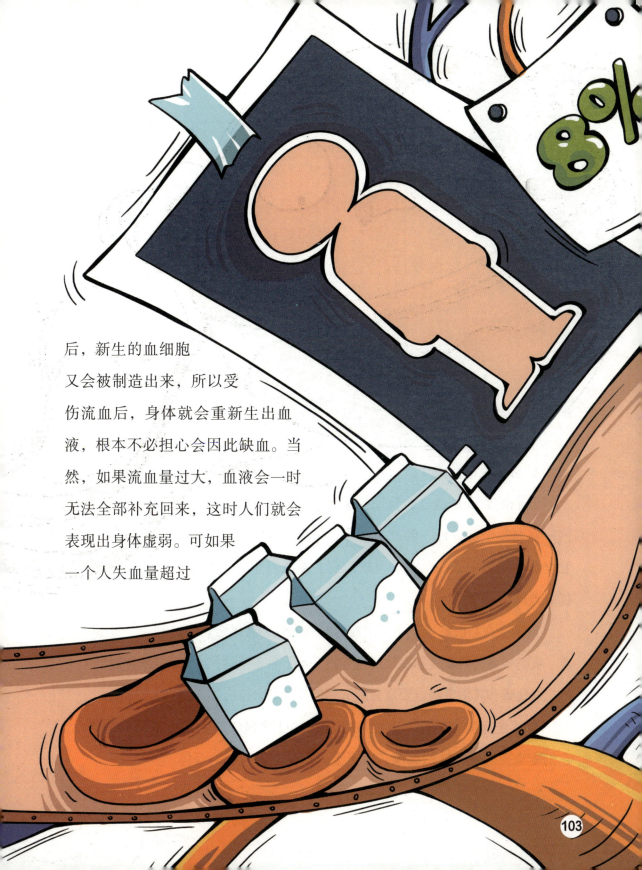

后，新生的血细胞又会被制造出来，所以受伤流血后，身体就会重新生出血液，根本不必担心会因此缺血。当然，如果流血量过大，血液会一时无法全部补充回来，这时人们就会表现出身体虚弱。可如果一个人失血量超过

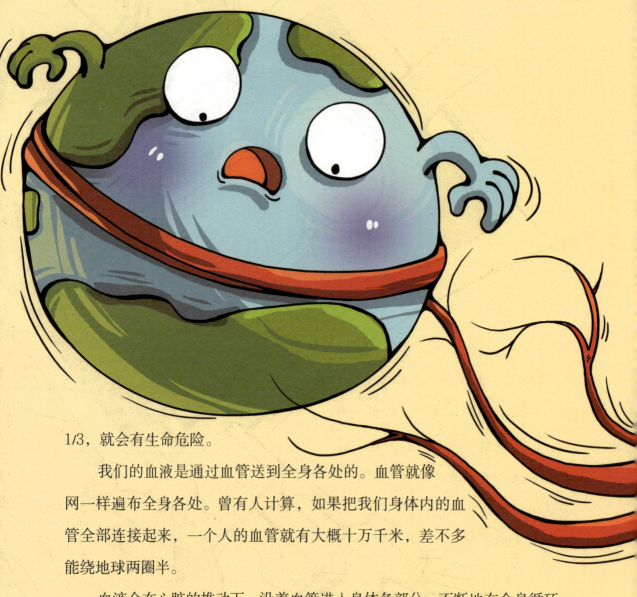

1/3，就会有生命危险。

我们的血液是通过血管送到全身各处的。血管就像网一样遍布全身各处。曾有人计算，如果把我们身体内的血管全部连接起来，一个人的血管就有大概十万千米，差不多能绕地球两圈半。

血液会在心脏的推动下，沿着血管进入身体各部分，不断地在全身循环着。我们吸进去的氧气和吸收的营养物质都是靠血液运往全身；全身各处产生的二氧化碳和其他废物也要靠血液运到肺或肾中去排出体外。

血液还有防御功能，在血液中有一种白细胞能产生抵抗细菌的抗体，它们能消灭入侵身体的细菌，像卫士一样保卫着我们的身体。

# 人的血为什么是红色的呢？

你知道吗，无脊椎动物的血液有各种颜色，比如蚯蚓的血是玫瑰红色的，虾的血液是青色的，河蚌的血液是蓝色的，菜粉蝶幼虫的血是青色的，而我们人类与脊椎动物的血都是红色的。为什么我们的血都是红的，而不像其他动物一样有五颜六色的血呢？

我们的血液是由红细胞、白细胞和血小板还有血浆组成的。白细胞能杀死血液内的细菌。血小板主要有凝血的作用。血浆包

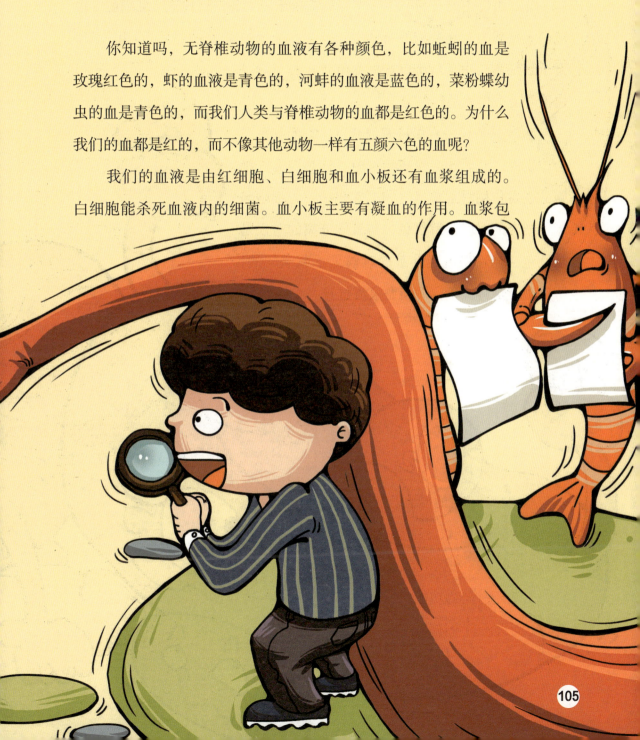

括水、各种矿物质、糖类、脂类、蛋白质和维生素等。红细胞和其他的细胞一样，由体内的骨髓产生，主要负责运输氧气和二氧化碳。红细胞是血液的主要成分。在我们的身体中，每立方毫米的血液中就有 350 万～550 万个红细胞。由于红细胞内的血红蛋白成分含铁，因此红细胞是红色的，血液看上去也就是红色的。

血液并不是一直保持着鲜红色，它的红色是会改变的，有时还会变成暗红色。这是因为红细胞的主要作用是运输氧气和二氧化碳，红细胞与氧气结合的时候是鲜红色，与氧气分离的时候是暗红色。当血液流经肺脏的时候是承载氧气的，所以血液是鲜红色，而当血液流过身体其他器官的时候，与氧气分离，承载了二氧化碳，就变成了暗红色。

我们都知道，黑人运动员在竞技运动如田径、篮球方面的成绩十分突出，长跑和短跑的世界纪录保持者大部分都是黑人运动员。这是因为在黑人的血液里含有的红细胞、血红蛋白，比别的人种多，身体在激烈的运动时可以得到更充足的氧气，所以黑人的爆发力、耐力比别的人种更强。

至于无脊椎动物的血液是绿色的或蓝色的，是因为它们负责运送氧气的物质不一样，红色血液是因为含有铁元素的化合物，蓝色的血液是因为含有铜元素的化合物，绿色的血液是因为含有钒元素的化合物。

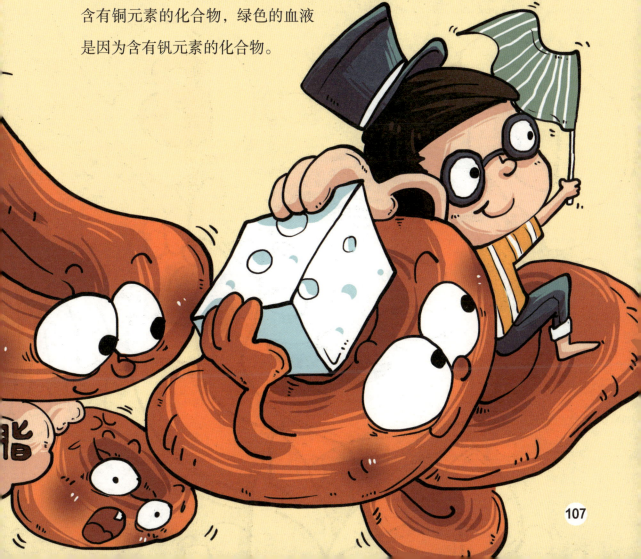

# 人的血型会变吗？

你知道什么是血型吗？血型就是血液的类型，第一个血型系统（ABO 血型）是由奥地利病理学家卡尔·兰德斯坦纳发现的，即 A 型血、B 型血、AB 型血、O 型血四种。随着科学的发展，现在又发现了 Rh 等十多种血型系统。但一般情况下，ABO 血型系统是人们检查血型最常用的简便而可靠的方法。

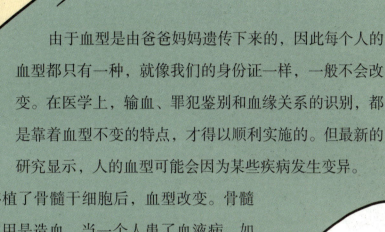

由于血型是由爸爸妈妈遗传下来的，因此每个人的血型都只有一种，就像我们的身份证一样，一般不会改变。在医学上，输血、罪犯鉴别和血缘关系的识别，都是靠着血型不变的特点，才得以顺利实施的。但最新的研究显示，人的血型可能会因为某些疾病发生变异。

第一种是移植了骨髓干细胞后，血型改变。骨髓干细胞的主要作用是造血，当一个人患了血液病，如白血病，他需要移植他人的骨髓干细胞，这时候这个人的血型就可能会改变。这是因为，这个人移植骨髓后，他原本的造血干细胞功能会逐渐退化，由新移植进来的骨髓干细胞担当了造血的功能，这个人的血型就会慢慢转变为供应骨髓干细胞的人的血型。这种血型的改变是彻底的、完全的。

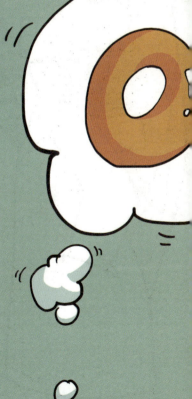

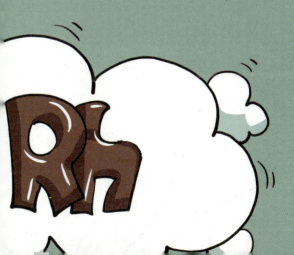

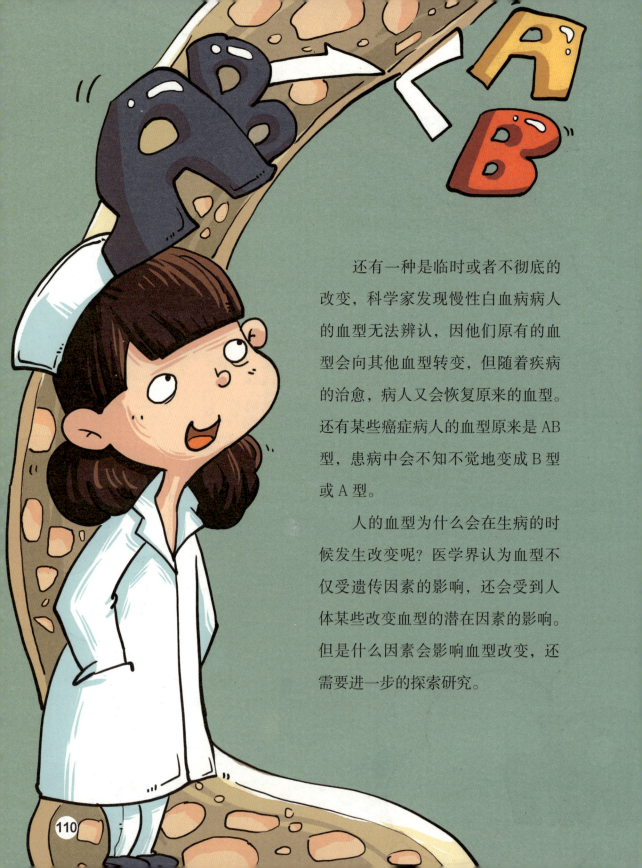

还有一种是临时或者不彻底的改变，科学家发现慢性白血病病人的血型无法辨认，因他们原有的血型会向其他血型转变，但随着疾病的治愈，病人又会恢复原来的血型。还有某些癌症病人的血型原来是 AB 型，患病中会不知不觉地变成 B 型或 A 型。

人的血型为什么会在生病的时候发生改变呢？医学界认为血型不仅受遗传因素的影响，还会受到人体某些改变血型的潜在因素的影响。但是什么因素会影响血型改变，还需要进一步的探索研究。

# 手上出血后为什么会凝成一个小球球呢?

当我们的手指不小心被针、别针刺破的时候,手就会流出一滴血来。如果我们没有擦掉,这滴血会慢慢凝结成一个小球球,能阻止更多的血液流出来。不仅如此,有的时候我们皮肤割伤,虽然会流一些血,但过一段时间血就慢慢止住了。这是为什么呢?

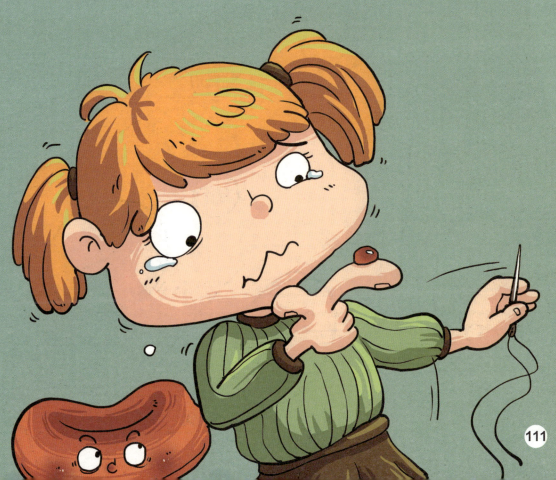

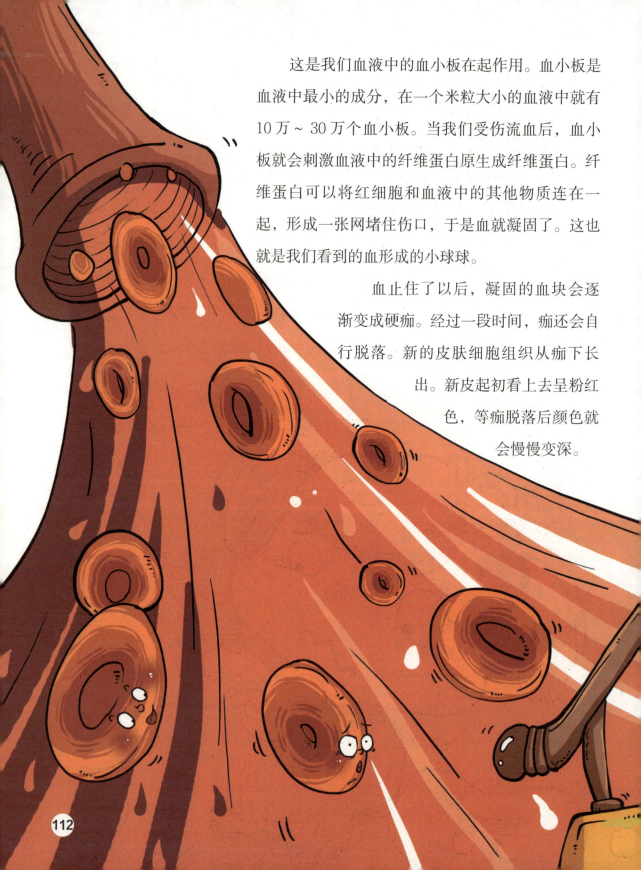

这是我们血液中的血小板在起作用。血小板是血液中最小的成分,在一个米粒大小的血液中就有10万~30万个血小板。当我们受伤流血后,血小板就会刺激血液中的纤维蛋白原生成纤维蛋白。纤维蛋白可以将红细胞和血液中的其他物质连在一起,形成一张网堵住伤口,于是血就凝固了。这也就是我们看到的血形成的小球球。

血止住了以后,凝固的血块会逐渐变成硬痂。经过一段时间,痂还会自行脱落。新的皮肤细胞组织从痂下长出。新皮起初看上去呈粉红色,等痂脱落后颜色就会慢慢变深。

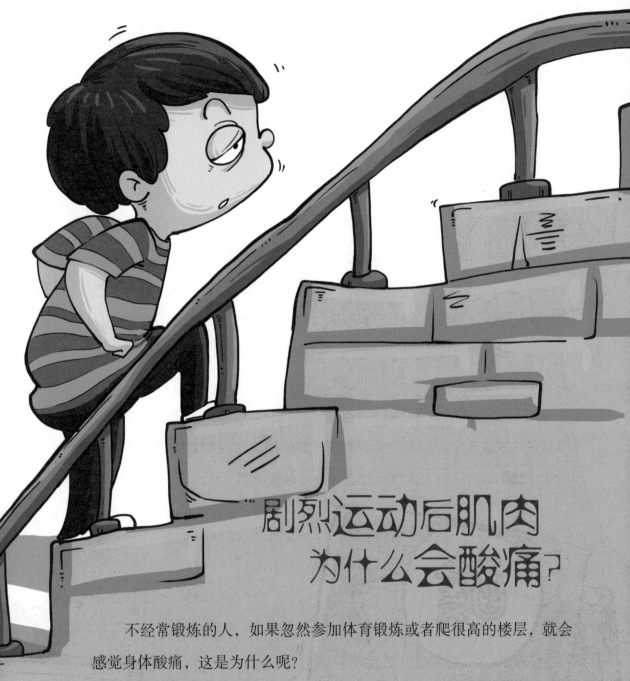

## 剧烈运动后肌肉为什么会酸痛?

不经常锻炼的人,如果忽然参加体育锻炼或者爬很高的楼层,就会感觉身体酸痛,这是为什么呢?

这种疼痛叫作"肌肉酸痛"。我们人体的各种运动都要通过肌肉的收缩来完成。肌肉收缩需要能量,这种能量主要是靠肌肉组织中的糖类分解来提供。在氧气充足的情况下,如我们休息时,肌肉中的糖类会直接分解成二氧化碳和水，释放大量能量。但当人体剧烈活动的时候，肌肉就需要大量的能量，虽然此时呼吸运动和血液循环都加快了氧气的输送，但依旧不能满足肌肉组织对氧气的需求，导致肌肉暂时处于缺氧的状态。这时候，糖类就会分解出乳酸，释放的能量也就少了。乳酸大量增加的时候，会刺激肌肉中的神经纤维，就会产生酸痛的感觉。同时由于乳酸的积聚，肌肉组织还会吸收大量的水分，从而产生肌肉肿胀。

当乳酸增加过多时，肌肉细胞还会变硬，我们的身体也就提不起劲儿来，没有刚进行运动时的轻盈与快速了。由于积累在肌肉中的乳酸需要几天才能转化为其他的物质，因此剧烈运动后的几天，我们都会感觉肌肉疼痛与虚弱，等肌肉中的乳酸全部转化完毕，我们也就能恢复如常了。

经常运动的人由于运动的时候肌肉能够获得较为充足的氧气，糖类物质分解的乳酸较少，肌肉就不会有明显的痛感。平时我们应该多锻炼，在运动前做好准备活动，这样就能适当地减轻肌肉的疼痛。

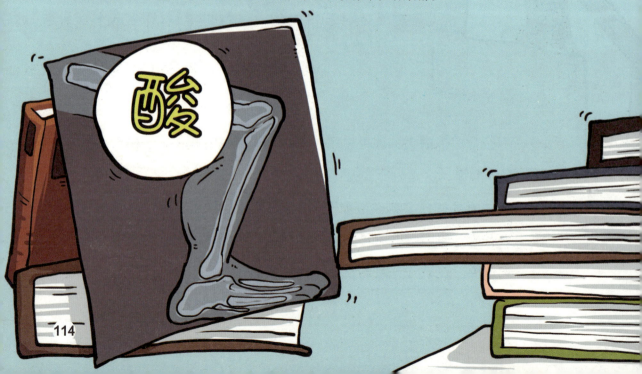

# 为什么说脑越用越灵呢?

　　大脑是人体的最高司令部,读书、看电视、走路、跳跃等所有的行为都是由大脑支配。有种说法认为,多用大脑就会"伤脑筋","脑细胞会死掉",会"越用越笨"。大脑真的会越用越笨吗?

　　生命在于运动,对我们的大脑来说也是这样的。脑子用得勤的人,肯定是聪明的。因为这些勤于用脑的人,他们的脑血管会处于舒展的状态,脑神经细胞会得到很好的保养,从而使大脑更加发达,避免了大脑的早衰。

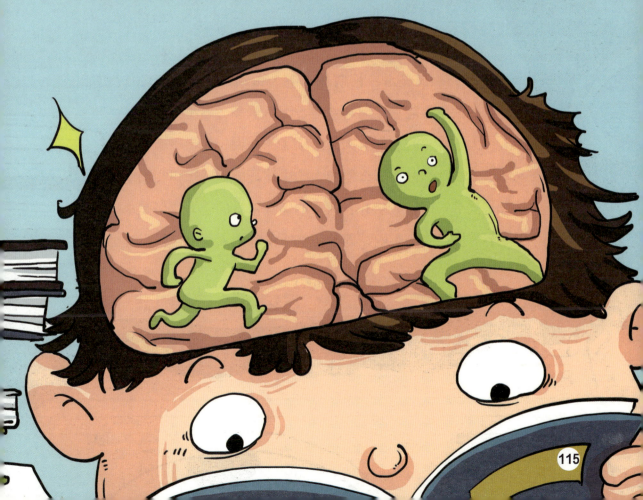

相反，那些不经常用脑，懒得思考的人，由于大脑受到的信息刺激较少，甚至没有，大脑很可能会退化、早衰。这就像是一架机器，不用就会生锈，只有常用才会更好用。

有研究调查显示，长期从事脑力劳动的人，在60岁时仍能保持敏捷的思维能力，而那些终日无所事事，不愿意动脑筋的人，大脑早衰的比例大大高于前者。据说，如果一个普通人能够不断地学习，那么他的大脑中储藏的各种知识相当于一百亿册书！可见人脑有着惊人的储存信息的能力。但是由于受各方面因素的影响，即使记忆力最好的人，也还没有达到这个记忆量的1%。

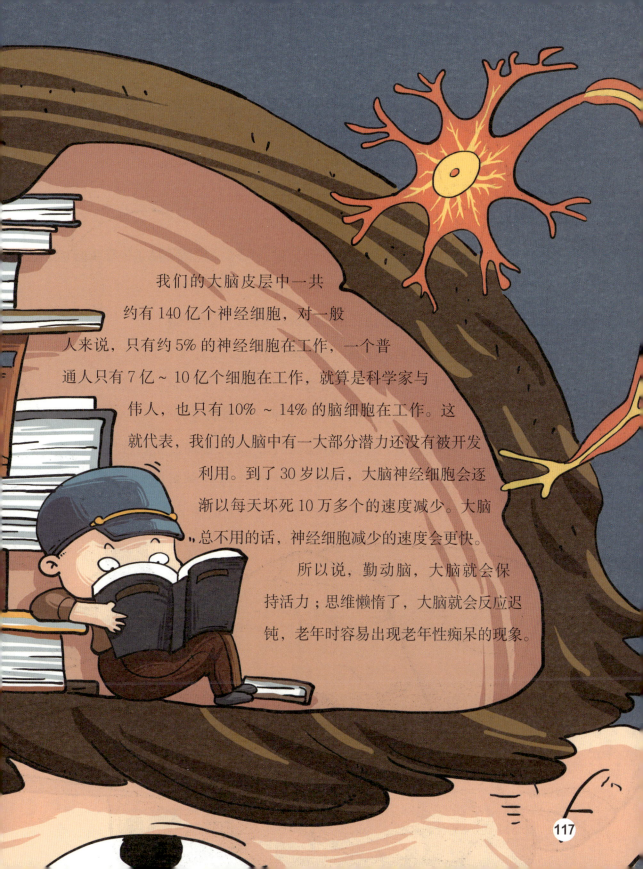

我们的大脑皮层中一共约有140亿个神经细胞,对一般人来说,只有约5%的神经细胞在工作,一个普通人只有7亿~10亿个细胞在工作,就算是科学家与伟人,也只有10%~14%的脑细胞在工作。这就代表,我们的人脑中有一大部分潜力还没有被开发利用。到了30岁以后,大脑神经细胞会逐渐以每天坏死10万多个的速度减少。大脑总不用的话,神经细胞减少的速度会更快。

所以说,勤动脑,大脑就会保持活力;思维懒惰了,大脑就会反应迟钝,老年时容易出现老年性痴呆的现象。

# 小脑和大脑是大小不同吗？

大家都知道，我们记忆、思考、说话等都是依靠头脑来工作，可你知道脑的结构吗？

人的脑由三部分组成：大脑、小脑和脑干。

大脑是颅脑内最大的器官，分左右两个半球，每一个半球上都分别有运动区、体觉区、视觉区、听觉区、联合区等神经中枢。由此可见，大脑的左右半球是对称的。在管理上，左右脑彼此配合，交叉管理，左脑管理右半身，右脑管理左半身。每一个半球的纵面在管理上都有层次之分，原则上是上层管下肢，

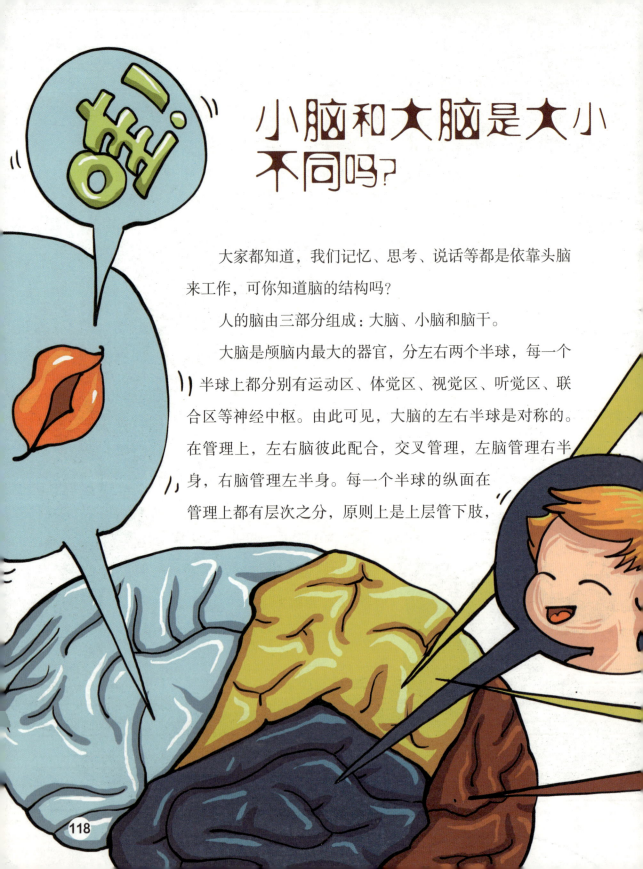

中层管躯干，下层管头部，如此就形成上下倒置、左右分叉的微妙构造。左右脑在功能方面有所不同，其中左脑主要是进行逻辑推理和语言表达，如语言、时间和序列的区分功能；右脑的主要功能是进行空间和形象的思维，如音乐、空间组合及视觉成像等功能。左右脑也不是单独存在的，它们是通过间脑（连接左脑与右脑之间的部分脑干叫"间脑"）联系在一起的。

小脑位于大脑半球后方，小脑的内部由白质和灰质等组成，白质也称髓质，里面含有与大脑和脊髓相连接的神经纤维。虽然小脑比大脑要小，但它的作用可不小。小脑主要的功能是协调骨骼肌的运动，维持和调节肌肉的紧张，保持身体的平衡。如果没有小脑，我们的身体就不能保持平衡了。

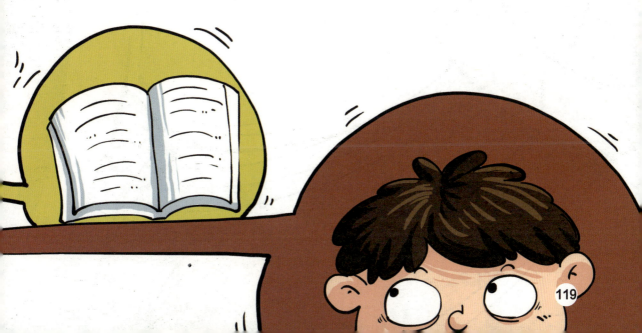

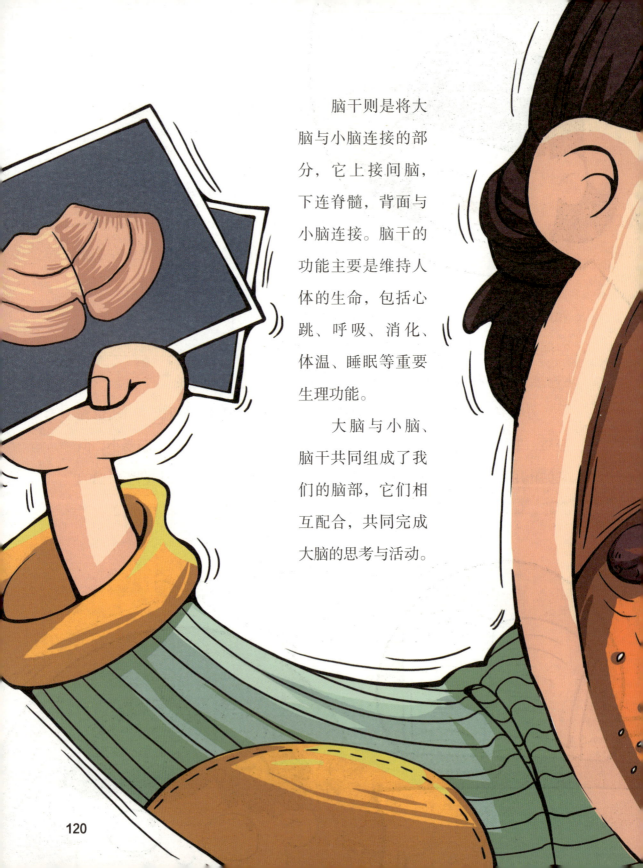

脑干则是将大脑与小脑连接的部分，它上接间脑，下连脊髓，背面与小脑连接。脑干的功能主要是维持人体的生命，包括心跳、呼吸、消化、体温、睡眠等重要生理功能。

大脑与小脑、脑干共同组成了我们的脑部，它们相互配合，共同完成大脑的思考与活动。

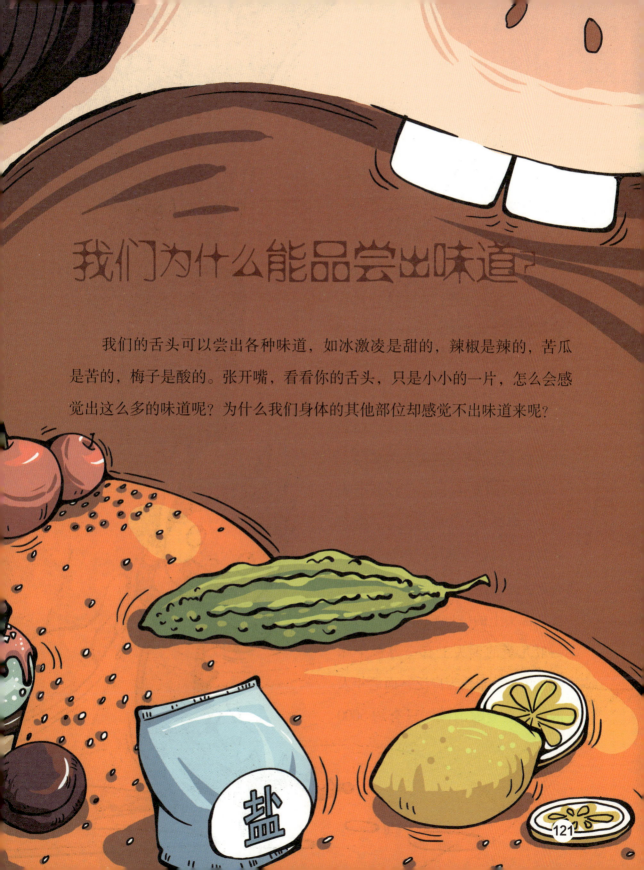

## 我们为什么能品尝出味道？

我们的舌头可以尝出各种味道，如冰激凌是甜的，辣椒是辣的，苦瓜是苦的，梅子是酸的。张开嘴，看看你的舌头，只是小小的一片，怎么会感觉出这么多的味道呢？为什么我们身体的其他部位却感觉不出味道来呢？

舌头之所以能辨别味道，是因为舌头表面的味蕾。在我们的舌头表面有许多的小突起，形似乳头，所以叫"舌乳头"，每个舌乳头上面都有长着像花蕾一样的东西，那就是味蕾。味蕾会感应到吃进嘴里食物的味道，并将这种刺激通过神经纤维传到大脑中，我们就品尝到了味道。

味蕾可以品尝出酸、甜、苦、咸四种味道，像其他的味道，如涩味都是由这四种味道混合而成的。

我们的舌头上有一万多个味蕾，主要分布在舌头的尖部、侧面和后面，口腔内咽部、软腭等处也有味蕾的存在。随着身体的发育成长，舌头上的一些味蕾就会死亡。一般儿童的舌头上有一万多个味蕾，味蕾分布较为广泛，而老年人的味蕾会萎缩消减，只有约5000

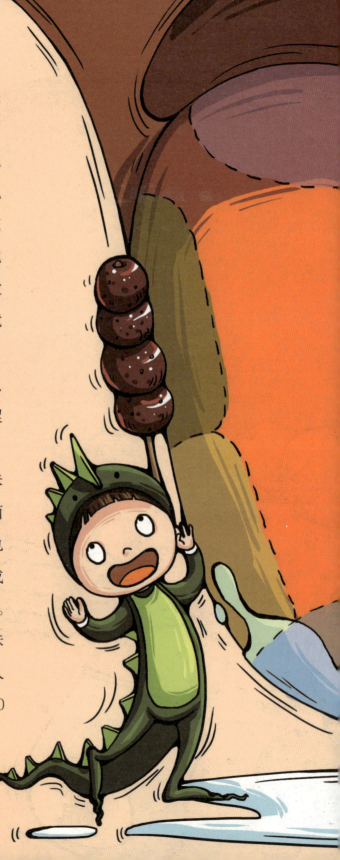

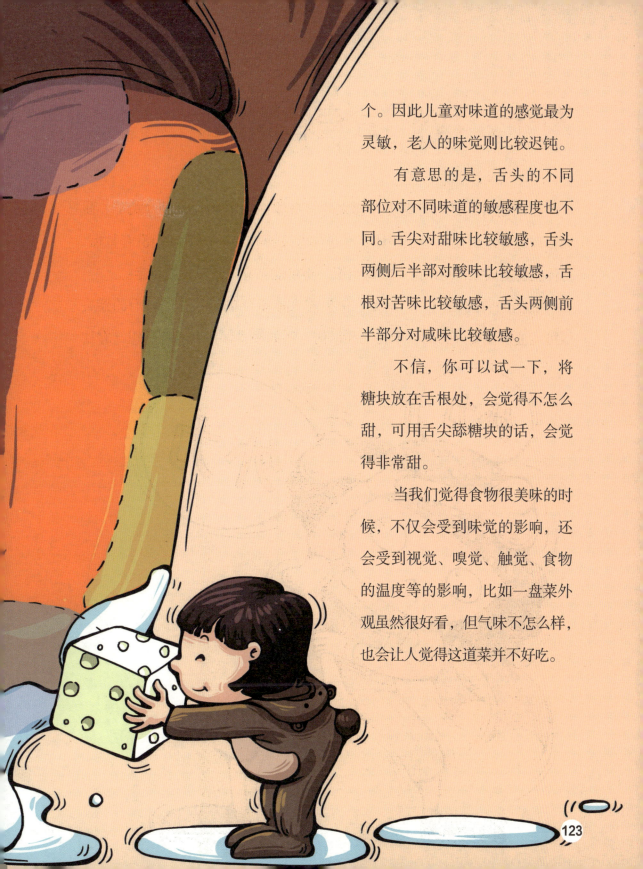

个。因此儿童对味道的感觉最为灵敏，老人的味觉则比较迟钝。

有意思的是，舌头的不同部位对不同味道的敏感程度也不同。舌尖对甜味比较敏感，舌头两侧后半部对酸味比较敏感，舌根对苦味比较敏感，舌头两侧前半部分对咸味比较敏感。

不信，你可以试一下，将糖块放在舌根处，会觉得不怎么甜，可用舌尖舔糖块的话，会觉得非常甜。

当我们觉得食物很美味的时候，不仅会受到味觉的影响，还会受到视觉、嗅觉、触觉、食物的温度等的影响，比如一盘菜外观虽然很好看，但气味不怎么样，也会让人觉得这道菜并不好吃。

# 为什么我们会有骨骼?

我们的身体是靠骨骼支撑起来的,身体中的不同骨骼通过关节、肌肉、韧带等组织连成一个整体,对身体起支撑作用。假如我们没有骨骼,身体就会变成瘫在地上的一堆软组织,不可能站立,更不可能行走。

我们的骨骼如同一个框架,保护着人体重要的脏器,使我们的器官尽可能地避免受外力的"干扰"和损伤,例如颅骨保护着大脑组织,脊柱

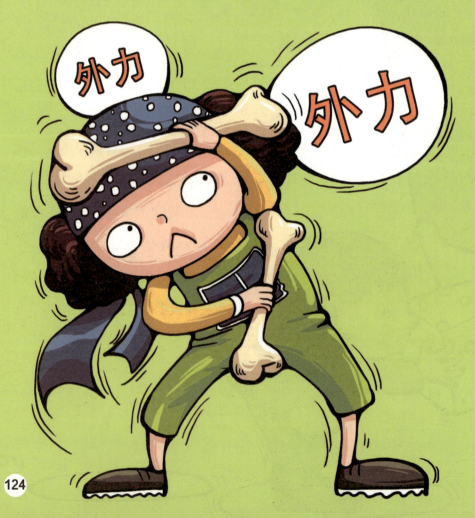

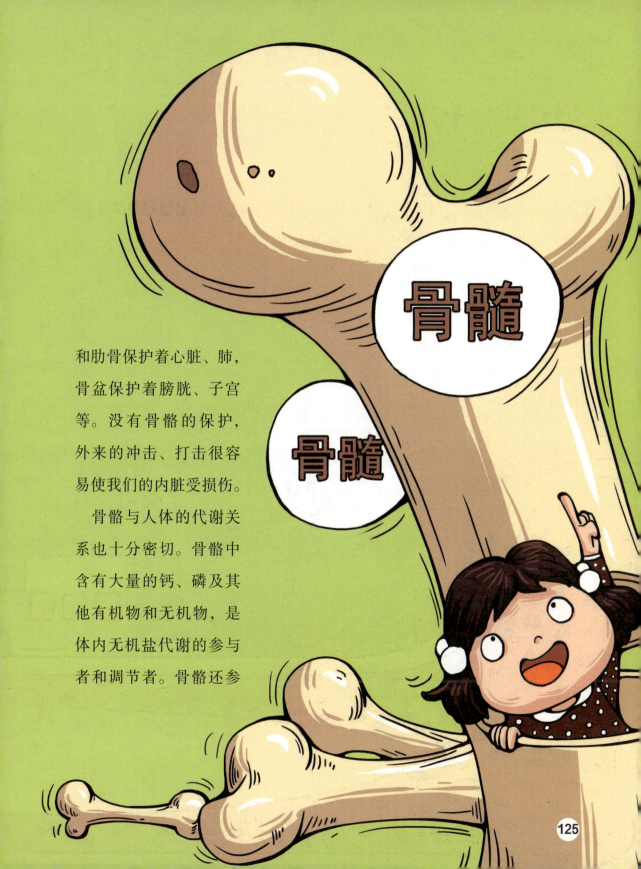

和肋骨保护着心脏、肺，骨盆保护着膀胱、子宫等。没有骨骼的保护，外来的冲击、打击很容易使我们的内脏受损伤。

骨骼与人体的代谢关系也十分密切。骨骼中含有大量的钙、磷及其他有机物和无机物，是体内无机盐代谢的参与者和调节者。骨骼还参与人体内分泌的调节，影响体内激素的分泌和代谢。此外，骨骼还有造血功能。

我们的骨骼也十分坚硬。骨骼分为骨皮质与骨髓质两部分，但真正坚硬无比的是骨皮质，而骨髓质是半空心的，宛如丝瓜筋络，是制造血液的"工厂"。

骨皮质如此坚硬，它究竟是由什么物质组成的？骨皮质是由水、脂肪、有机物（骨胶质等）、无机物组成，正是由于这些物质才保证了骨骼有一定的硬度。据研究，骨皮质里的结构十分严密，就像钢铁水泥一般。骨骼中含有的有机物就像钢筋一样，组成网状结构，它们有层次地紧密排列，使骨骼具有弹性与韧性。骨骼中的无机物就像钢筋中的水泥一样，紧密地填充在有机物构成的网状结构中，让骨骼有了相当的硬度。

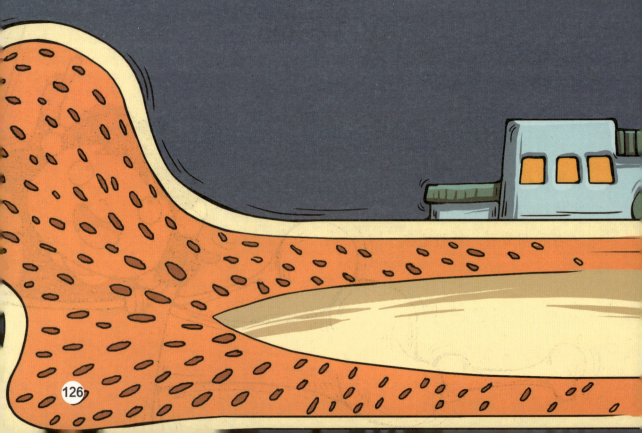

# 胆子大的人胆一定大吗？

我们常常羡慕那些胆子大的人，他们敢一个人走夜路，不害怕老鼠和虫子。我们也想让胆子变大一些。有人说，一个人的胆量与胆囊有关，胆囊长得大，所以胆量就大，胆囊长得小，胆量就小。如果把胆囊切除，一个人就变得胆小如鼠，这是真的吗？

要回答这个问题，让我们先从了解胆囊和胆囊的相关作用开始。

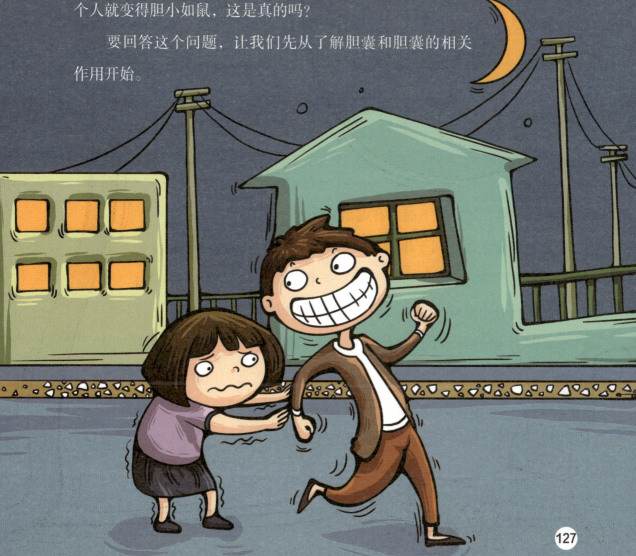

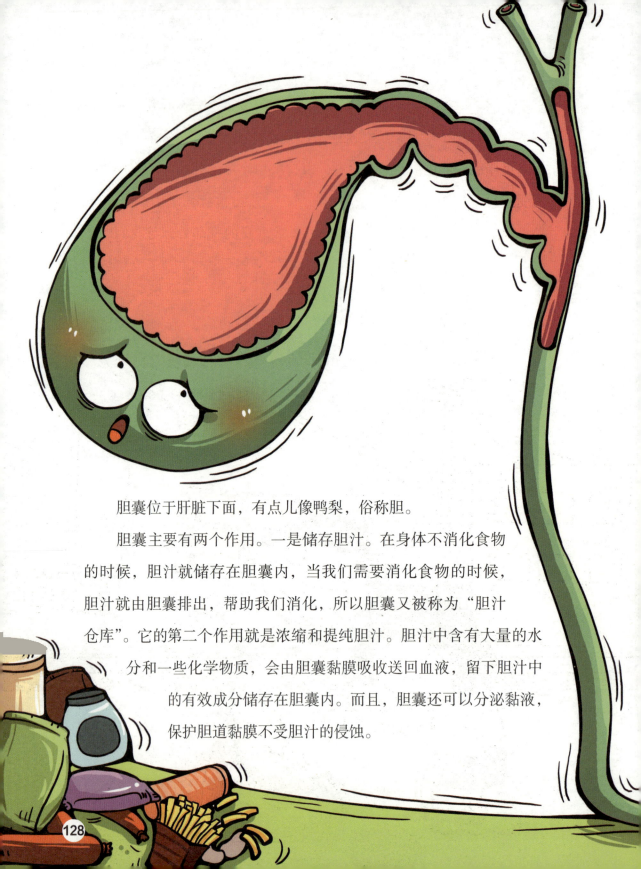

胆囊位于肝脏下面,有点儿像鸭梨,俗称胆。

胆囊主要有两个作用。一是储存胆汁。在身体不消化食物的时候,胆汁就储存在胆囊内,当我们需要消化食物的时候,胆汁就由胆囊排出,帮助我们消化,所以胆囊又被称为"胆汁仓库"。它的第二个作用就是浓缩和提纯胆汁。胆汁中含有大量的水分和一些化学物质,会由胆囊黏膜吸收送回血液,留下胆汁中的有效成分储存在胆囊内。而且,胆囊还可以分泌黏液,保护胆道黏膜不受胆汁的侵蚀。

我们再来说说胆汁。胆汁是一种消化酶，是肝细胞进行化学作用制造出来的。我们的肝会不断地分泌胆汁，并且将其流到胆囊内储存。胆汁的作用是帮助脂肪在肠内的消化、吸收以及将某些废物排出。在我们进食之后，胆囊受到食物的刺激，就会排出胆汁，流向十二指肠帮助消化和吸收。

由此可见，胆囊只是消化系统中非常重要的一部分，与我们的勇气毫无关系。所以说，一个人不会因为胆囊大，胆子就大，也不会因为胆囊小，胆子就小。

我们所说的胆量是一个人不怕危险、困难的精神，与我们的身体器官是无关的。如果你想让自己的胆子变大一些，就需要多多锻炼自己。

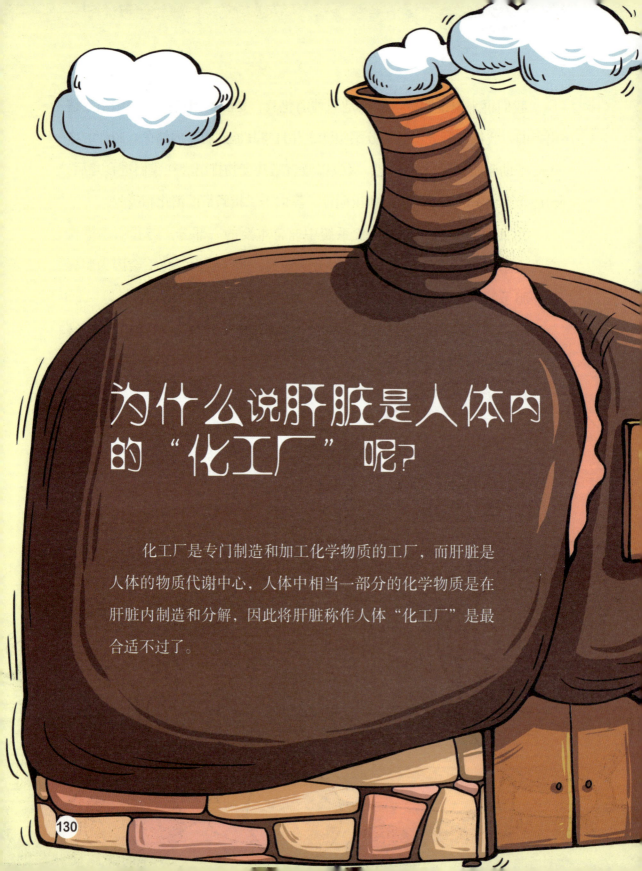

## 为什么说肝脏是人体内的"化工厂"呢?

化工厂是专门制造和加工化学物质的工厂,而肝脏是人体的物质代谢中心,人体中相当一部分的化学物质是在肝脏内制造和分解,因此将肝脏称作人体"化工厂"是最合适不过了。

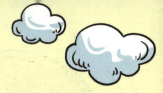

　　肝脏是人体中最大的腺体，它位于腹腔的右上方，由肋骨保护着，重量为1200～1600克。

　　我们每天都要吃进大量的食物，食物中含有人体需要的各种营养素，除了水分和无机盐不需要人体加工之外，其他的营养成分，如糖、脂类、蛋白质、维生素等都要在肝脏中再加工和改造。

　　当营养物质被送到肝脏中后，肝脏就将它们加工成糖类、脂肪和蛋白酶，所以肝脏每天都进行着许多的化学反应。有人曾统计，在肝脏内进行的生物化学反应达数百种之多，如合成、分解、运输、转化脂类，糖原的合成、分解，维生素的贮存或转化等。

　　我们的血液需要维持一定水平的葡萄糖含量，以供身体活动的需要，肝脏就是维持这种衡定的"阀门"。如果吃了太多的食物导致葡萄糖含量增

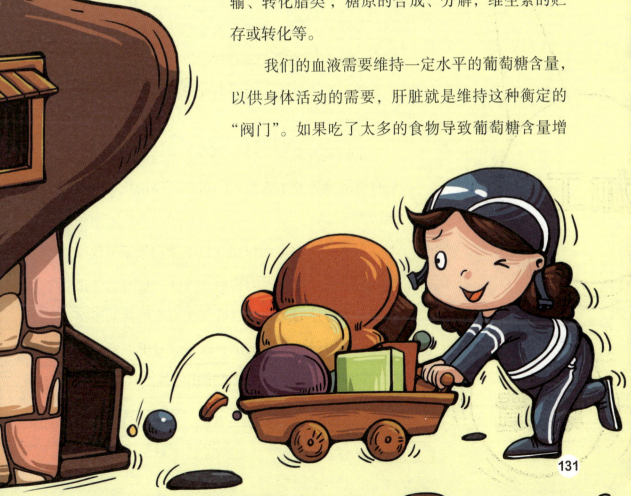

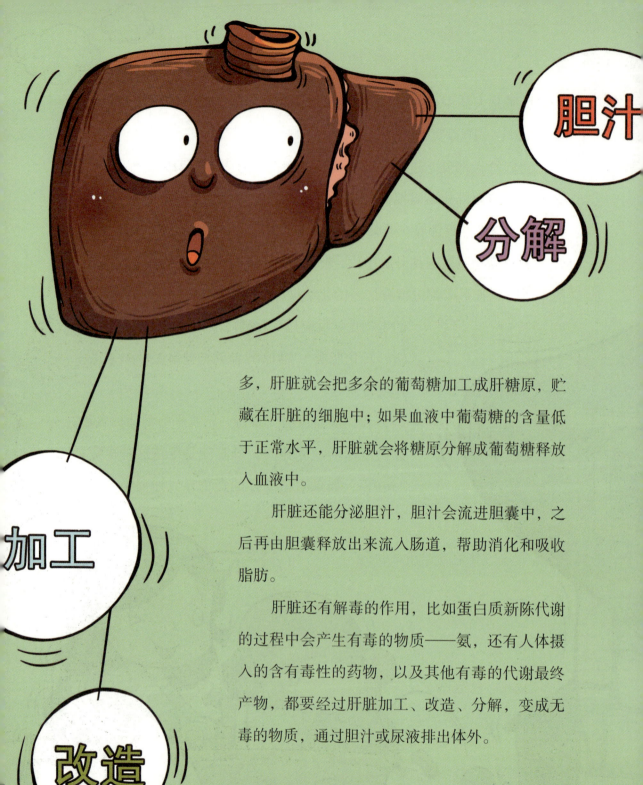

多，肝脏就会把多余的葡萄糖加工成肝糖原，贮藏在肝脏的细胞中；如果血液中葡萄糖的含量低于正常水平，肝脏就会将糖原分解成葡萄糖释放入血液中。

肝脏还能分泌胆汁，胆汁会流进胆囊中，之后再由胆囊释放出来流入肠道，帮助消化和吸收脂肪。

肝脏还有解毒的作用，比如蛋白质新陈代谢的过程中会产生有毒的物质——氨，还有人体摄入的含有毒性的药物，以及其他有毒的代谢最终产物，都要经过肝脏加工、改造、分解，变成无毒的物质，通过胆汁或尿液排出体外。

# 我们为什么能时刻不停地呼吸？

不管是我们的大脑活动还是身体内其他组织器官的活动，都需要氧气，而氧气就来自我们的呼吸。我们每天都在进行着呼吸，吸进氧气，呼出二氧化碳，就连睡觉的时候也

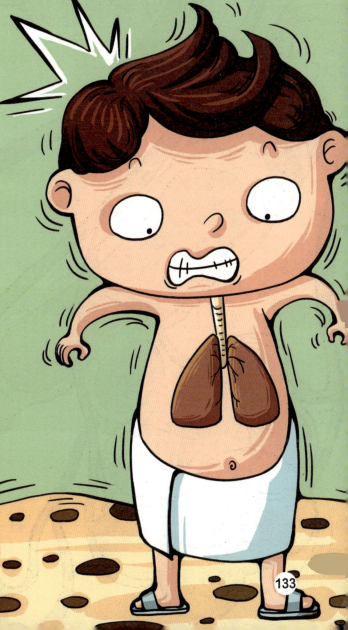

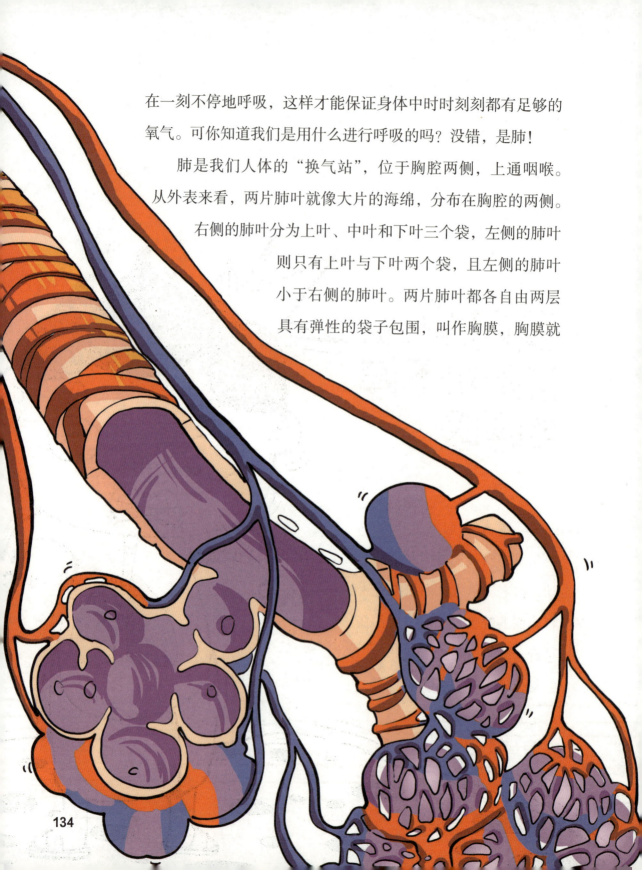

在一刻不停地呼吸，这样才能保证身体中时时刻刻都有足够的氧气。可你知道我们是用什么进行呼吸的吗？没错，是肺！

肺是我们人体的"换气站"，位于胸腔两侧，上通咽喉。从外表来看，两片肺叶就像大片的海绵，分布在胸腔的两侧。右侧的肺叶分为上叶、中叶和下叶三个袋，左侧的肺叶则只有上叶与下叶两个袋，且左侧的肺叶小于右侧的肺叶。两片肺叶都各自由两层具有弹性的袋子包围，叫作胸膜，胸膜就像两层气球,中间没有缝隙。如果我们感冒或得了其他病,水、血液和空气都会集聚在胸膜中,引发肺部的不适。

大家都听过肺活量吧,肺活量到底是什么呢?肺活量是指一次最大吸气后再尽最大的能力所呼出的气体量,这代表了肺一次最大的功能活动量,能反映人体的发育水平。一个人的肺活量的大小与他的年龄、性别、身材和健康等都有关系。一般成年人的肺活量在2500～4000毫升。

肺部有足够的空气量是呼吸进行的保证,可你知道肺部能储存多少气体吗?我们的肺中充满了肺泡,肺泡可以储存空气并进行气体交换,一个成年人肺部的肺泡总面积超过100平方米,我们休息的时候只有5平方米左右的肺泡在通气或者换气,而其他的肺泡则都是关闭的,所以说我们肺部可以储存气体的量是很大的。正常成年男性的肺容量约为3500毫升,女性为2500毫升,并且在几秒内就完成气体交换,而肺部每天吸入的空气有上万升。

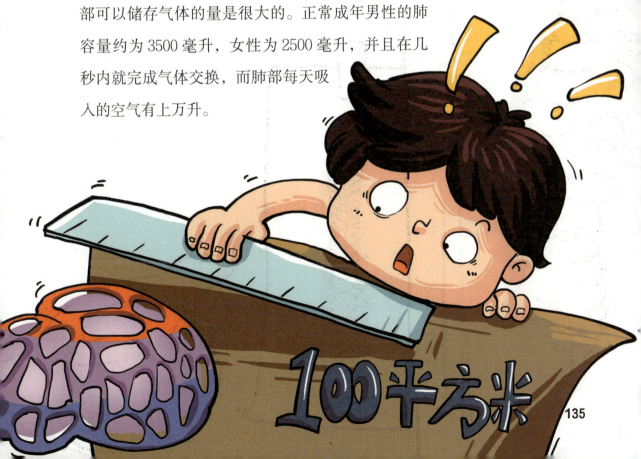

## 坐姿不正确真的会导致脊柱弯曲吗？

爸爸妈妈和老师经常教育我们说，不管站着还是坐着都要把身体挺直，这样脊背才不会长弯，长大后才不会驼背。这种说法正确吗？

我们的上身是由脊柱支撑起来的，成年人的脊柱由33块椎骨连接在一起，它就像柱子一样支撑着我们的身体。它上面支撑着我们的颈部，下

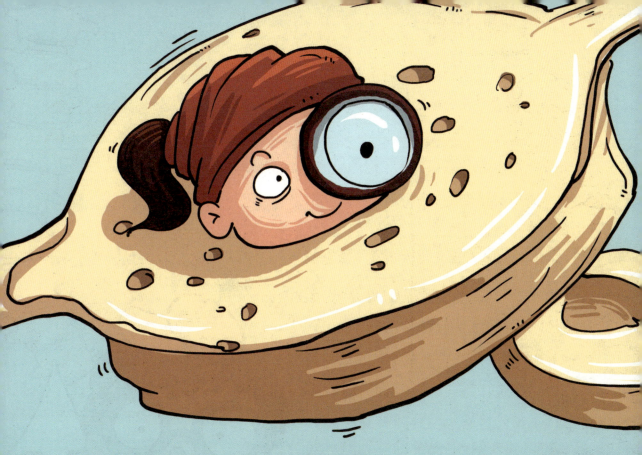

面连接着髋骨，并作为胸廓、腹腔和盆腔的后壁。脊柱有支撑起我们的躯干、保护内脏、保护脊髓和进行运动的功能。

脊柱长得好不好，会直接影响到我们的身体健康，也影响到我们的体形，想一想如果我们长了一根弯脊背，并且会跟随我们一生，这是多么让人郁闷的事情啊！

由于我们的身体还处于成长的过程中，骨骼也在不断地发育，和成年人相比，我们的骨骼中水分、胶质比较多，钙质比较少，因此我们的骨头比较软，容易受到外力的影响。如果站着的时候弯着背，坐着的时候也弯着背，时间一长，脊柱就会弯曲，或者向一侧长弯。有的孩子就是因为不注意自己的坐姿和走姿，长大后才成了驼背。

所以想要让脊柱长得直，体形长得好看，平时就要注意坐姿、站姿。就像爸爸妈妈说的那样，站有站相，坐有坐相，换个说法就是要"站如松，坐如钟"。上课的时候，脊背要挺直，不要趴在桌子上，也不要托腮，因为有的人托腮久了，下巴也会变形。读书写字的时候脊背也要挺直，写字时头部略微前倾，两肩之间的连线与桌缘平行，不要挤着桌子。另外，要选择一把高度适宜的椅子，利于调整坐姿，避免头、颈部过度后仰或过度前屈，以减轻长时间端坐引起的疲劳。

保护脊柱要从小做起，长久坚持，切不能半途而废。

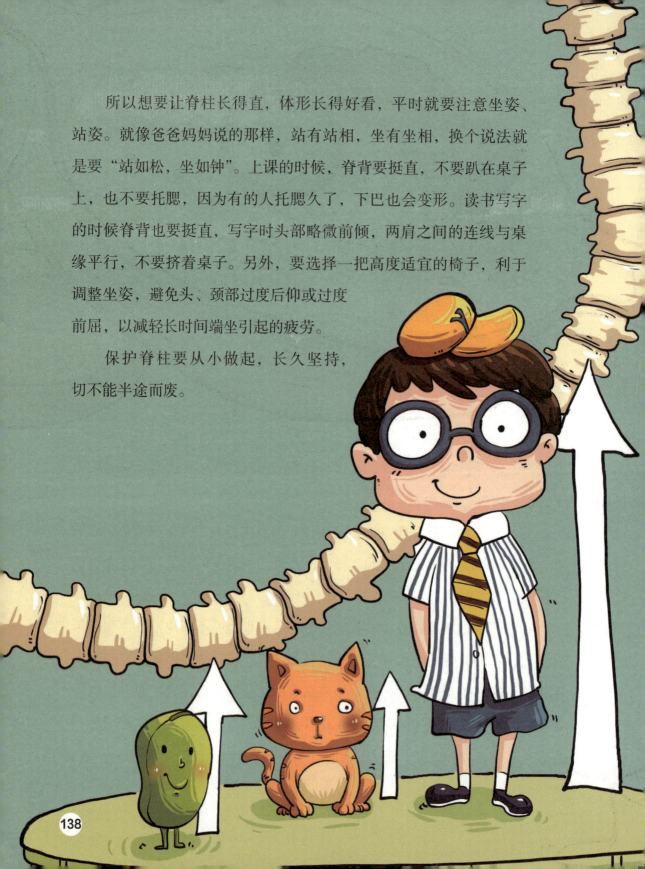